刘禹锡与《传信方》

张俊华◎主编

南方日报出版社
NANFANG DAILY PRESS
中国·广州

图书在版编目（CIP）数据

刘禹锡与《传信方》 / 张俊华主编. — 广州 ：南方日报出版社，2023.2
ISBN 978-7-5491-2683-5

Ⅰ. ①刘… Ⅱ. ①张… Ⅲ. ①方书—中国—宋代 Ⅳ. ①R289.344

中国版本图书馆CIP数据核字(2023)第028135号

刘禹锡与《传信方》

LIU YUXI YU《CHUANXINFANG》

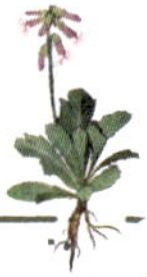

主　　编：张俊华
出 版 人：周山丹
责任编辑：刘志一　张煜杰
装帧设计：二间设计
绘　　图：张铭然
责任技编：王　兰
责任校对：阮昌汉　朱晓娟
出版发行：南方日报出版社
地　　址：广州市广州大道中289号
经　　销：全国新华书店
印　　刷：广州市岭美文化科技有限公司
开　　本：889mm × 1194mm　1/32
印　　张：6.5
字　　数：120千字
版　　次：2023年2月第1版
印　　次：2023年2月第1次印刷
定　　价：68.00元

投稿热线：（020）87360640　读者热线：（020）87363865

序

“剡中若问连州事，唯有千山画不如。”作为名满天下的一代“诗豪”，纵然两次被贬岭南，刘禹锡依然逆境成诗，在连州践行“功利存乎人民”的为政之道，开连州千年之文脉，造就一座“科第甲通省”的岭南名城。

一代“诗豪”也是一代医者。在连州期间，刘禹锡广泛收集常见疾病的治疗药方，不仅推广应用，还将五十余方汇集为《传信方》一书，内容涉及传染、内科、儿科、外科、妇科、喉科等门类的常见疾病。《传信方》流传千载，是岭南中医药文化的重要组成部分，也是研究唐朝文学和民俗的宝贵财富，具有很高的史料价值和文化价值。

近年来，南方日报地方新闻部深入挖掘刘禹锡与清远的地域文化，从讲述刘禹锡被贬连州期间的传奇故事入手，重点挖掘刘禹锡的救民医书《传信方》，并邀请权威医学专家进行“古方新解”。本书分上、下两篇：上篇讲述刘禹锡在连州兴文教、促发展、惠民生、传医著等传奇经历，深挖刘禹锡与岭南的不解之缘，助力广东文化强省建设；下篇对《传信方》进行解读，包括咽喉疼痛、痢疾、寒咳、腰腿疼痛等如今依然常见的疾病的治疗单方，探寻千年前古人的医学智慧。

“传承不泥古，创新不离宗。”本书在领悟中医药精髓的同时，由多位接受过现代医学教育、从医经验丰富的专家对古医方进行解读，从古看今，溯古思今，古为今用，批判性继承与弘扬古代医学智慧，使古药方焕发新光彩。

是为序。

张俊华

2023 年 1 月

目录

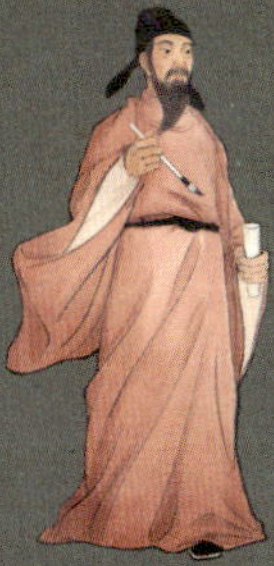

上篇

刘禹锡在连州

启一方民智 开千年文脉

“紫陌红尘拂面来，无人不道看花回。玄都观里桃千树，尽是刘郎去后栽。”这首《元和十一年自朗州承召至京戏赠看花诸君子》描写春游赏桃花之情景，最后一句蕴含了诗人人是物非的伤感。但这份“伤感”被当时的上位者认为“语涉讥刺”，为此，刘禹锡被贬为连州刺史四年半。

连州位于岭南，岭南原是古百越族人居住之地。《隋书・地理志》载：“岭南二十余郡，地势低湿，暑热，湿气交蒸，疫疠为害，向被称为瘴疠之区。”中原人初涉岭南，极易因水土不服而身体虚弱，一不小心染上疟疾可能就要面对死亡的威胁。在漫长的历史岁月里，“烟瘴之地”成为岭南地区的代名词。

偏僻的岭南在唐宋时期，常被作为朝廷被贬官员的发配之地。这里不但远离政治中

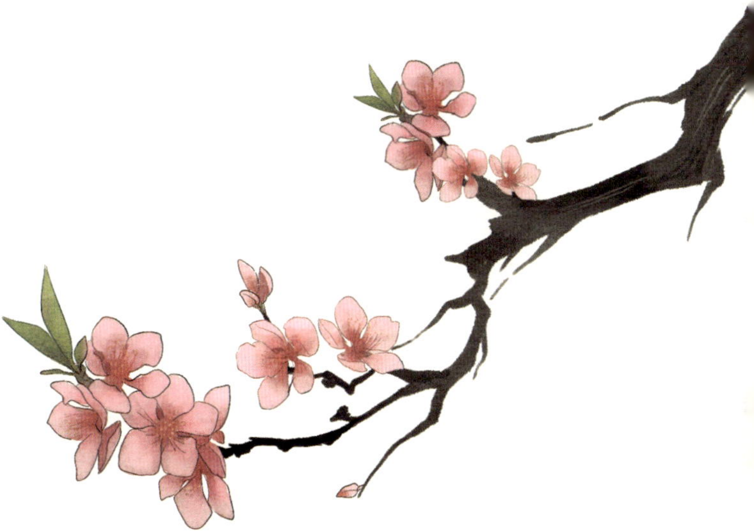

心，且生存环境恶劣，左迁者到此极有可能一去不复返。岭南成为文人士大夫眼中的畏途。

对于“有宰相器”的刘禹锡来说，贬谪连州是不幸的，但对于贬谪地连州而言却是天大的幸事。刘禹锡主政连州期间，兴学重教开启一方民智，绣山画水构建人文景观，移风易俗引领生产生活。在他的努力下，当时蛮荒僻陋的化外之地竟然“科第甲通省”。他在连州留下的大量诗文和遗迹，更开创了连州重文兴教的传统，延续至今。

一代诗豪刘禹锡以折辱之身，点燃连州文明的火种，开启了连州千年文脉。

宰相之才，再授连州

唐元和十年（815 年），与毕生挚友柳宗元在湖南衡阳依依惜别后，已过不惑之年的刘禹锡，家中上有杖朝之年的高堂，下有黄口小儿。在贬谪的诏书下，他携高堂和两子一女往东南方向，取道郴州入连州。对于连州，刘禹锡并不陌生，这次只是续上了十年前的缘分。

贞元二十一年（805 年），国家政治腐败，宦官擅权于内，藩镇割据于外，政权陷入严重危机之中，朝中力求改革的力量与保守力量发生激烈对抗。刘禹锡与王叔文、柳宗元参与了以惩酷吏、罢宫市、免欠赋、禁额外加征为主旨的“永贞革新”。

由于缺乏坚实的社会基础，革新派实际掌握实权仅 146 天，便在宦官和藩镇的联合反扑下，以“顺宗内禅”宣告失败。随后，宦官集团对革新派进行了全面清算，史称“二王八司马事件”。其中的“二王”指王叔文、王伾，“八司马”指韩泰、韩晔、柳宗元、刘禹锡、陈谏、凌准、程异、韦执谊，他们在改革失败后，俱被贬为州司马。

在这次清算中，刘禹锡先被贬为连州刺史。在唐代，贬官作为行政降级的一种惩罚，官员多被迁往江湘、岭南等僻远贫穷地区。从长安奔赴岭南，路途相当遥远。出刺连州，远离京城，无异于宣布他的政治理想将无从实现，使正值盛年的刘禹锡备感迷茫。

“谪在三湘最远州，边鸿不到水南流。如今暂寄樽前笑，明日辞君步步愁。”从《赴连州途经洛阳诸公置酒相送张员外贾以诗见赠率尔酬之》这首诗中可见当时他迷惘的心态。祸不单行，让刘禹锡“步步愁”的事，紧随而至。他刚到江陵（今湖北荆州），便收到了再贬的诏令，从连州刺史贬为朗州司马。

唐代的刺史和司马本都是州里的长官，分管不同事务。但刺史是地方州的最高行政长官，司马比刺史的官阶要低一些，一般是辅佐当地的刺史办事，官拜四品；且大多徒有虚名，并没有任何实际职权。

刘禹锡在朗州近十年，并于元和九年（815 年）十二月与柳宗元等人一起奉诏回京。好不容易被召回长安，却又因一首诗再次被贬，远调为连州刺史。

相比跌宕起伏的仕途生涯，刘禹锡在考取功名的路上却无往而不利。他曾在三年不到的时间里“三登文科”，拥有渴望释褐入仕的举子所艳羡的际遇，这也是刘禹锡一生中最光宗耀祖的时刻。王叔文称赞他“有宰相器”。

刘禹锡祖籍洛阳，父亲刘绪为避安史之乱举族东迁。刘禹锡出生在其父迁徙之后，故童年时代生活在江南。刘绪中年得子，对刘禹锡寄予厚望。

在推翻隋朝统治后，唐代继承了隋朝传下来的科举人才选拔制度，并加以补充和发展。自唐太宗设考试制度以诗取士后，读书作诗蔚然成风。学习作诗、考取功名、跻身仕途、出人头地，成了育才导向。当时许多家庭很早就开始对稚子进行必要的基础教育，除诵读儒家经典著作，还教授诗词歌赋，精读《文选》。

大历七年（772年），刘禹锡出生，当时社会的读书风气盛行。刘禹锡自小聪慧伶俐，勤奋好学，除研读《诗经》《尚书》等儒家经典，也广泛涉猎法家、名家、墨家、道家、阴阳家、杂家、农家等各家经典。他还曾师从道德文章夙具声望的权德舆，又拜皎然和灵澈两位诗僧学写诗，为参加进士考试做准备。

贞元九年（793年），进士考试如期举行。按惯例，考生必须当场完成命题诗、赋各一篇。当年的诗题是《风光草际浮》，赋题则是《平权衡赋》。22岁的刘禹锡表现出色，一举中第；进士及第后，刘禹锡再接再厉，23岁又参加了博学宏词科的考试，且同样一举成功；24岁刘禹锡顺利通过了吏部取士科的考试，三登文科，名播四方，享誉京城。

根据唐代的科举制度，进士及第还不能直接授官；考取博学宏词科，也只给榜首的几位授官；必须再通过吏部取士科的考试，才能完全取得授官的资格。韩愈曾三试于吏部而不中，以致蹉跎十年，仍是一介布衣。相较之下，刘禹锡逢考必中的求功名之路确实算得上是一帆风顺。通过吏部考试后，刘禹锡开始走上仕途。

“永贞革新”失败后，刘禹锡跌至政治旋涡的深渊，开启了长达23年的贬谪生涯。这次被贬连州，接续上了十年前与连州的缘分。刘禹锡虽然未能脱离“谪籍”的身份，但毕竟是一州主官，与当初在朗州担任司马的虚职大不相同。他可以按照自己的理念来施政，在权力范围内兴利除弊。因此，刘禹锡抵达连州后，立马投入诸多待处理的公务中。

“特降新恩，移臣善郡”是刘禹锡对连州的第一印象，也被记录在《谢上连州刺史表》中。十年前，连州在他眼中是“边鸿不到”、音讯难通的“三湘最远州”。真正融入连州后，刘禹锡多次在文章中称连州为“善部”“善地”，如《谢门下武相公启》说“俾移善地，获奉安舆”，《谢中书张相公启》说“移莅善部，载行纶言”。这类谢恩的表章难免夸大其词，但也从侧面印证了，真实的连州并不是他原以为的岭南荒蛮之地。

在了解连州情况后，第二年，他按照唐朝惯例撰写《连州刺史厅壁记》，用热情洋溢的笔墨赞美连州，指出连州习近湘楚、钟灵毓敏、物产丰饶、气候宜人、代有清官，总括以上印象，刘禹锡将连州定义为“荒服之善部，炎裔之凉墟”。

刘禹锡到连州上任后，并未因壮志未酬、怀才不遇的心境之苦而怨天尤人，作为一州主官，他热爱当地民众，关心群众的饥寒饱暖，欣赏连州的山河之美、生活之美和民族之美。

执教讲学，开化州民

连州位于五岭南麓、连江上游，是中原前往南粤的主要通衢。西汉初（前 183 年）立县，称桂阳县。隋开皇十年（590 年）建州，称连州。唐宋以来，连州和韶州、广州一起演绎了一段被史学家誉为“岭南三州”的历史。根据史料记载，在唐天宝元年（742 年）岭南各州的人口数据中，广州、韶州、连州三州人口最多。在古代，人口繁盛即意味着经济的强盛。连州在经济上比较富裕，但当时读书人却非常少，文风未开。所以，刘禹锡认为治贫先治愚，施政以培育人才为先，要振兴连州这个“荒蛮之地”，必须重视发展文化教育，启蒙州民心智。

于是，刘禹锡在湟川河畔修筑了几间精致的草房作为学堂，亲自执教讲学。三登文科才子、大诗人、连州主官登台讲学，栽培州人，这一举措受到连州老百姓的广泛关注，许多青年学生都争先到刘刺史的门下求学。

在刘禹锡重教兴学的倡导下，连州文风发荣，荆、楚、吴、越诸多儒生纷纷慕名前来求学。其中，湘南儒生周鲁儒、越中儒生曹璩，都曾是刘禹锡的得意门生。

周鲁儒，今湖南宁远县人。刘禹锡作《送周鲁儒赴举诗》，谆谆告诫“登龙并非易事”。周鲁儒也不负所望，经过20年寒窗苦读，终于功成名就。

曹璩是浙江会稽的一个读书人，想“依名山以扬其声”，南下经过连州，拜访刘禹锡，向这位当时颇有名气的诗人倾诉自己的心思。刘禹锡很诚恳地告诫他，一个人的名气来源于真才实学，追求徒有形式的虚名，就算是出了名，又有什么用呢？曹璩很受教育，就留在连州攻读史书，时时请教博学多才的刘禹锡。不到一年，曹璩决定回越中家乡寻

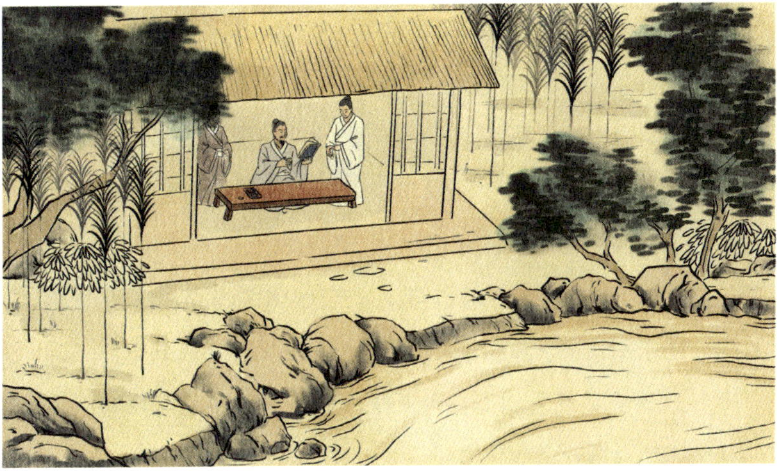

刘禹锡在湟川河畔执教讲学

找一个清静之所继续钻研学问。刘禹锡作《送曹璩归越中旧隐诗》予以鼓励。诗曰：“行尽潇湘万里余，少逢知己忆吾庐。数间茅屋闲临水，一盏秋灯夜读书。地远何当随计吏？策成终自诣公车。剡中若问连州事，唯有千山画不如。”

刘禹锡在诗中并没有以导师的身份居高临下地劝勉曹璩要好好学习，而是以故乡知己的身份和曹璩亲切交谈，他的良苦用心隐含诗中。这首诗大致有三个内容，首联、颔联述说自己这些年来的生活，十多年贬谪在偏远地区，一直孜孜不倦地读书开民智。颈联是则是对曹璩的勉励，也是对他归隐读书、得诣公车的祝愿。尾联主要是送别，意思是曹璩归乡后遇到故乡的亲朋好友，请替他报个平安。

元和十二年（817 年），京城传来喜报：连州才子刘景进士及第，这也是连州历史上第一个进士。刘景的父亲叫刘升，是彭城（今江苏徐州）人，后来南迁贩盐便落户连州。得知刘景进士及第的消息，刘禹锡怀着兴奋的心情挥毫祝贺，赋诗一首《赠刘景擢第》。诗云："湘中才子是刘郎，望在长沙住桂阳。昨日鸿都新上第，五陵年少让清光。"

连州秦时属长沙郡，西汉初始置桂阳县。"望在长沙住桂阳"一句，重点突出刘景是连州人。20年后，刘景之子刘瞻又高中进士，并在唐咸通十年（869 年）官至宰相，成为有史以来岭南籍学子官至宰相第一人。

刘景的中举及第，开连州读书人上京考取功名之先河，也在连州掀起了一股读书的热潮。此后数

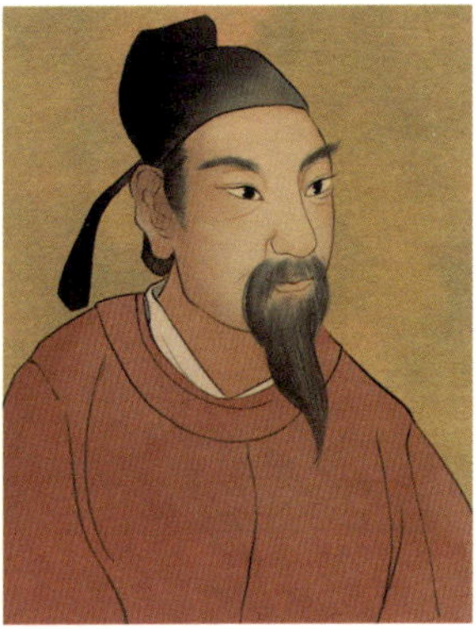

刘瞻

百年，连州学风大振，名人辈出，文化教育之辉煌一度领先岭南诸州，相继有陈拙、张鸿、黄损、邓洵美、孟宾于等十数位诗人闻名于世。其中孟宾于还有“诗价满江南”的美誉。及至两宋时期，连州又接续出现进士 72 人。

在唐代，广东共有 48 名进士，连州就有 12 名；至北宋时期，广东共有进士 127 名，连州就有 43 名，以“科第甲通省”传誉天下。在刘禹锡的影响下，连州从“蛮夷之地”变为人杰地灵之州，这种人才辈出的文化现象，在岭南历史上是极为罕见的。据史载，连州历史上共有进士138人，登进士第者，既有名列前茅的科甲挺秀，又有陈铨、陈铸兄弟二人同时金榜题名的“兄弟进士”，以及唐元、唐静、唐炎祖孙三代蝉联登第的“公孙三进士”等科举佳话。

因此，清乾隆本杨楚枝所著《连州志·名宦传》高度评价刘禹锡说：“吾连文物媲美中州，禹锡振起之力居多。”客观肯定了刘禹锡对连州文化乃至岭南文化开发和发展所作出的重要贡献。

绣山画水，打造名胜

中唐的连州虽比较荒凉，但地处南方，境内画山绣水，景色优美，适合文人雅士修身养性和抒情写意。“剡中若问连州事，唯有千山画不如”，这是刘禹锡对连州山水景色之秀美的赞叹。其中，海阳湖是当时的一大风景名胜，位于粤北巾峰山以南低洼地带。

唐大历元年至二年（766—767），道州刺史元结（字次山，719—772）在任上客游邻郡连州，并被这里的山石清泉吸引，巾峰山麓下那终年汩汩不断的泉水更让他拍案叫绝。元结在任道州刺史之前，曾任朝廷水部员外郎，对水利工程较熟悉。于是，他雇人依据地形凿石筑岛，广蓄泉水，建造了湖光亭和湖光桥，用工程量最少、最经济的方法，完成了一项水利工程。（事载历代《连州志》）因该泉水在湟川之北，而连州又近南海之滨，元结遂将此湖命名为“海阳湖”。

刘禹锡上任连州后，经过考察，在元结所凿海阳湖的基础上，重新疏浚扩充，并结合周边的自然环境，将京都和江南的山水艺术引入岭南，开岭南园林艺术先河。他在海阳湖打造了吏隐亭、切云亭、云英潭、玄览亭、裴溪、飞练瀑、蒙池、棼丝瀑、双溪、月窟等十座亭台楼榭，并赋诗十首，合为《海阳十咏》，这“十咏”全方位、多角度描述了海阳湖周边的秀丽景色。

其中，《吏隐亭述》是总纲，《海阳十咏》分题赋咏，即一处一吟咏，描绘得细致入微，包括各种石头和水体的形、声、色，动静结合，变化自如，相映成趣，描摹出园林的各种空间形态和意境。从整体上看，每一部分之间相互映衬，彼此补充，构成对园林景观的总体性描述，给人一个对于园林景观的总体印象。

这“十咏”也勾勒出了刘禹锡所造园林中完善的景观体系，百步之内，诸景毕集，溪、潭、池、瀑布、流水、草木、花、松、烟霞、石、鸟、鱼、龟、亭、桥、岛，营造出壶中天地的审美趣味，如《吏隐亭述》诗中所写“窈如壶中，别见天宇”。

除了山水自然之景，园林里的亭台楼榭也是重要的景观。亭台最大的功能是观景，因此在选址上，刘禹锡将其筑于山间、水际等形胜之地，赋予其虚空之美。弯弯曲曲的小路、横跨水面的廊桥也不可少，恰如《吏隐亭述》所述“架险通蹊，有梁如霓”，小路、廊桥像一条灵动飘逸的纽带，不但成为各自然景观过渡，而且让漫步其间的人产生步移景异、变幻无穷的乐趣，从而使宽敞水面不再单调。此外，水里还可以加设小船，既成为一大游玩项目，又丰富了自然景观环境，正如《吏隐亭述》文中所云“轻泳徐转，有舟如翰。”

有研究认为，刘禹锡用心灵的眼睛来看空间万象并以此构建园林，营造虚实相生、物我相融的神韵意境。他用绣山画水构建人文景观，推动人文园林的发展，也为后世园林的构建奠定了基础。

经过了刘禹锡的精心修筑，海阳湖不但是连州最负盛名的风景名胜，而且还是唐代岭南最早的艺术园林，更是中原文化在岭南的物象载体。而刘禹锡所著《海阳十咏》正是使海阳湖得以声名远播的重要媒介。

在这期间，广州、韶州的行政官员和风雅人士、文人墨客常来连州游湖观光，如岭南节度使、广州刺史马总就曾数次来连州游览海阳湖园林，可见当时海阳湖胜景对岭南园林艺术景观的影响之大。

连州海阳湖景色优美，且有深刻的文化内涵。刘禹锡对海阳湖的挚爱非同一般，海阳湖成为他在连州的精神栖所。其中，燕喜山是刘禹锡最喜欢去的一个地方。一日闲暇之时，刘禹锡偕友同游燕喜山。傍晚时分返途来到君子池旁，两人略呈醉意，余兴未了，万般感慨。忽然一阵夜风刮过，把刘禹锡手中的帽子吹落池中。他躬身去探捞，只见水中身影与水底的帽子相叠，竟然如同帽子仍戴在头上一般。由帽子失落联想到政治失落，刘禹锡后题“纶隐处”三字，命匠人刻于此处石上。

这一坊间传说，反映出刘禹锡初来连州时的心境。刘禹锡为人处世，淡泊名利，清心寡欲，不肯随波逐流，不喜通衢闹市，唯愿散居闲处。

连州俊秀的山水抚慰了诗人被贬谪的落寞心境。此后，勤政之余，刘禹锡便忘情于连州山水间。

或于郡楼俯视“田塍望如线，白水光参差”的湖光山色，或泛舟湖中扣舷吟咏，或徜徉湖岸泉石亭阁，与友朋纵情诗酒，与棋僧一展丘壑……积年撰诗文百篇，奠定了以海阳湖为内核的湟川文脉根基，历代文人骚客步吟不已。而《海阳十咏》《吏隐亭述》《插田歌》等诗文中，“会吴郡以山水冠世，海阳又以奇甲一州”“天下山水，非无美好”等佳句，仍为今人津津乐道。

当时，连州山水之美，为天下传颂。会昌三年（843年），李贶《燕喜亭后记》说道：“知连州山水之殊……为天下所嘉……时谈山水可娱者，较数连（州）矣。中州人既以连（州）遐远，不可得与游，皆依《记》以图，为馆宇饰。味山水者，莫不目登心到焉。”

在唐代，海阳湖、燕喜亭等风景都曾被视为岭南风景的代表，以之为主题的风景画，成为文人雅士之间的互赠之物。宝历元年（825年），流放康州（今广东德庆）的诗人李涉，收到连州刺史王诩送来海阳湖画卷，诗人喜爱之至，将画悬挂于卧室并作诗《谢王连州送海阳图》答谢：“谢家为郡实风流，画得青山寄楚囚。惊起草堂寒气晚，海阳潮水到床头。”

海阳湖园林景观的建设，既是中原园林艺术文化在岭南的传播，也对岭南后世园林景观的建设起到示范作用，海阳湖成为岭南地区的文化名园，对当地人民的文化熏陶影响深远。

文化遗产，震古烁今

连州是一座历史悠久的古城，置县至今已有2100多年的历史。从唐朝中叶至北宋末300年间，这里产生了岭南罕有的灿烂文化。千百年来，刘禹锡、韩愈、周敦颐、屈大均、游朴、张栻、孟宾于、秦牧等文人墨客走读连州，写下不朽诗篇，给连州种下文化根脉，滋养一方，传诵千古。

岭南文化和中原文化的碰撞交汇，形成了连州独特的文化特质，还形成了丰富的文物古迹，以及独具特色的湟川文化、人才辈出的名人文化和历史悠久的宗教文化。截至2022年，除慧光塔为国家重点文物保护单位，连州还有省级文物保护单位9处，市县级文物保护单位62处。这些辉煌历史和璀璨文化的形成与发展，可以说是刘禹锡奠其基、开其端的。刘禹锡为连州的开化和发展，作出了不可磨灭的贡献。

谈起刘禹锡，连州人对其充满感激和仰慕。刘禹锡曾被王叔文称为“有宰相器”，他为官连州是当地百姓的幸运。刺史作为唐代地方吏治的主体，他们秉持何种施政理念，对一个地方的社会稳定和经济发展起着关键作用。

纵观刘禹锡的一生，其在政治上、思想上以及艺术创作上，都是与时俱进的。34 岁时，因参与“永贞革新”被贬连州当刺史，后改贬朗州当司马；45 岁时又因写了一首讽刺诗再被贬为连州刺史。他两次被贬，虽身心遭受重大打击，但仍一直保持坚韧不拔、乐观向上的精神。

公务之余，刘禹锡还笔耕不辍，在连州写下了诗文近百篇，为连州的开发与发展作出了不可磨灭的贡献，留下了丰富的文化遗产。连州历代官吏、文士皆对此述颂不绝，评价甚高。

据考证，刘禹锡在连州期间共撰写了散文 25 篇、诗歌 73 篇，接近他在朗州任职十年间所作诗文的总和，足见诗人对连州的钟爱之情。刘禹锡在连州的踪迹与诗作，已悄然融入连州文化之中，连州山川风物、人情风俗都在他的诗文中有所表现。他在连州时曾留下“几度欲归去，回眸情更深”这样的感人诗句，反映出他对连州山水的深情热爱。

如今，刘禹锡留下的文化遗产被持续挖掘与传承。有观点认为，刘禹锡在连州的经历给当代连州人留下了深刻的启示：一是要不断提高自身的文化素养；二是要热爱家乡、热爱大自然；三是要锤炼坚韧不拔、乐观向上的意志品质；四是要不断加强民族团结；五是要努力发掘和打造地域文化品牌。

2009 年，连州投资 1100 多万元在连州中学校园内兴建“刘禹锡纪念馆”，2011 年落成。该馆占地 756 平方米，总面积 2210 平方米，共三层。一楼内设刘禹锡雕像并有诗文、遗址等展览，系统地复原刘禹锡在连州四年半时间所带来的变化和功绩。二楼展馆则着重介绍千年古城连州的历史名人与文化等。

在绿树掩映中，红色外墙、飞檐高翘的“刘禹锡纪念馆”显得古色古香。连州作为一个岭南与中原文化交汇的地方，有着与众不同的文化特质。刘禹锡任刺史期间为连州留下了一笔宝贵的文化财富，新修建的“刘禹锡纪念馆”很好地将其与连州历史文化融合在一起，具有文化教育与历史传承意义。刘禹锡纪念馆不但成了连州历史文化的重要载体和新兴旅游景点，还成了连州对外宣传历史文化的重要名片。

近年来，连州越发重视对刘禹锡文化的发掘、传承与宣传，建设刘禹锡纪念馆，成立连州市刘禹锡学术研究会，先后举办两届刘禹锡文化研讨会，并于2020年拍摄了电影《刘禹锡》。作家曹春生、黄山长分别出版《连州刺史刘禹锡》《刘禹锡岭南文脉探源》等专著，连州市文联先后举办“刘禹锡诗词赏析”专题讲座、刘禹锡诗词书法作品展等，对传承与发展刘禹锡文化起到积极作用。

目前，连州正在积极创建国家历史文化名城及“中华诗词之乡”，组织文艺家积极投身连州文化强市建设，努力创作一批以刘禹锡为题材的文艺作品。

开岭南门户　沐中原风华

位于粤、湘、桂三地交界的连州，隋唐时期曾是岭南第二大城市，历史上曾与广州、韶州（今韶关）并称“岭南三州”。作为“三省通衢”的连州，客观上是连阳地区的区域中心城市，从秦汉到明清，一直是中原进入岭南的门户，得中原先进文化技术之声。唐元和十年（815年），“诗豪”刘禹锡贬至连州任刺史，大大促进了当地与周边的文化、经贸往来。

刘禹锡与广州刺史、岭南节度使马总关系极好，在诗文上互有唱和，广州与连州在经济贸易上的往来更加密切；五岭山脉的另一边，杨于陵被贬郴州刺史，刘禹锡亲赴郴州探望，随着两地联系加深，中原一带的铁制农具、农耕技术不断传入连州，进而在岭南推广；连州出现“罕罹呕泄之患”时，时

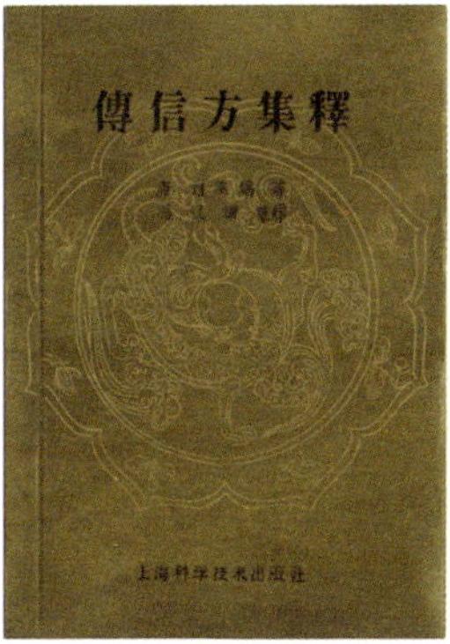

《传信方集释》

任柳州刺史的柳宗元和道州刺史薛伯高寄来药方，刘禹锡称之为“救命三帖”，还将其编撰成书《传信方》。

刘禹锡曾两次被贬连州，最终在第二次成行，在任连州约四年半。“巴山楚水凄凉地，二十三年弃置身。”刘禹锡一生多次被贬，任连州刺史虽然时间不算很长，却为其丰富人生画上了浓墨重彩的一笔。正如《载酒园诗话又编》评价：“梦得佳诗，多在朗、连、夔、和时作。”刘禹锡在连州期间的诗作不少，酬赠诗则是刘诗集中的重要内容之一。在赴任途中和在连州时，刘禹锡就与柳宗元多次赠答，与广州的马总也多次唱酬，还十分关心后进，精心培育刘景、曹璩、周鲁儒等。

关于“连州”二字的由来，民间有一种说法：当地山岭延绵、河流环绕，但交通阻塞，因此人们渴望车船通畅而取名为“连州”。千年前开辟的梅关古道、秦汉古道等，无不在诉说着这座粤北古城曾经商贸往来的繁荣。刘禹锡到来之后开连州千年文脉，兴商贸往来，将这“实为三省之要冲，粤楚间一都会”之地提升到了一个新的高度。

处岭南之州，望京华风物

历史上，连山、连南和阳山曾属连州管辖，连州是粤、湘、桂三省的接合部，又是中原往南粤的主要通衢。隋唐时期，连州人口 13.5 万左右，仅次于广州，是当时岭南的第二大城市。

尽管如此，刘禹锡被贬岭南的流放之路也是充满艰辛。元和十年（815 年）三月，刘禹锡与柳宗元一起第二次被贬，柳宗元前往广西柳州，他则取道郴州至广东连州，二人在湖南衡阳分手而行。

刘禹锡在被贬连州的路上，感慨而作《度桂岭歌》。诗曰：“桂阳岭，下下复高高。人稀鸟兽骇，地远草木豪。寄言迁金子，知余歌者劳。”山路崎岖的桂阳岭，地势忽高忽低，不易行走，人烟稀少，草木繁茂，鸟兽出没让人惊骇，踽踽独行的诗人联想到京师中豪掷千金的富家子弟，落差明显，感慨顿生。

有说法称，刘禹锡于当年五月抵达连州。正是由于刘禹锡的到来，连州与中原的文化交流开始明显密切起来。

元和十年（815 年）六月，在刘禹锡到任连州的第一个月，宰相武元衡于上朝途中在住所靖安里东门被刺客杀害，刘禹锡闻知此事作《代靖安佳人怨二首》《飞鸢操》等。

虽然武元衡因反对“永贞革新”而与刘禹锡不睦，但武元衡遇刺是由于他主张武力平定藩镇叛乱，刘禹锡对他虽存有私怨，亦不过于国殇。刘禹锡《代靖安佳人怨二首》有引：“今守远服，贱不可以诔，又不得为歌诗声于楚挽，故代作《佳人怨》以裨于乐府云。”

《飞鸢操》一诗也作于此事之后，刘禹锡写下“鹰隼仪形蝼蚁心，虽能戾天何足贵”等语。借用飞鸢虽有鹰隼仪形却是蝼蚁心肠，即使能高飞入天也不足道哉，来辛辣讽刺当朝权贵的保守弄权，表现了刘禹锡高尚的情操，又让后人看到他敢于将心中怨愤一吐为快的怨恨分明的诗人形象。

尽管被贬到偏远的岭南之地，刘禹锡也密切关注天下大事。刘禹锡作为颇具影响力的“诗豪”和一州长官，他的积极“发声”，使偏居一隅的连州在当朝政治大事中活跃起来。

元和十二年（817年），朝廷平定蔡州，刘禹锡作《贺收蔡州表》《平蔡州三首》等，庆贺对淮西用兵的胜利；吴元济被斩于长安独树，刘禹锡作《城西行》。

元和十三年（818年），因淮西之平，唐宪宗颁诏大赦天下，刘禹锡作《贺赦表》《上门下裴相公启》《与刑部韩侍郎书》等。御史大夫李夷简迁门下侍郎，同平章事，刘禹锡作《贺门下李相公启》；镇州割据平，刘禹锡作《贺雪镇州表》。是年，循州刺史浑缟、湖南观察使袁滋、燕国公于项先后卒，刘禹锡分作悼诗致哀。

元和十四年（819年），淄青割据平，刘禹锡作《贺平淄青表》和古体诗《平齐行二首》。

从这些历经千年的历史余音中，刘禹锡多年“弃置身”却“未敢忘忧国”的家国情怀愈加凸显出来。在《平蔡州三首》中，刘禹锡写道：“汉家飞将下天来，马棰一挥门洞开”，“汝南晨鸡喔喔鸣，城头鼓角音和平”。虽然自己远在岭南，无法亲眼见证平蔡州的一幕，但刘禹锡笔下王师将士威风勇猛、全城百姓笑逐颜开的情景跃然纸上，诗人的兴奋之情溢于言表。

清代《连州志》称“吾连文物媲美中州，禹锡振起之力居多”，此言不虚。因为刘禹锡的到来，连州一时成为岭南、荆楚乃至吴越学子心中趋慕之地。

元和十一年（816年），刘禹锡接待了越中曹璩、九嶷周鲁儒的来访，并给予他们热情的指导，临别又赠诗激励。

在《送曹璩归越中旧隐诗》中，他勉励曹璩“地远何当随计吏，策成终自诣公车”。刘禹锡解答了曹璩的迷茫：此地偏远，何时才能求得功名？只有刻苦读书，学有所成自会被征召。

这首诗中的“剡中若问连州事，唯有千山画不如”，与诗人王昌龄的“洛阳亲友如相问，一片冰心在玉壶”有异曲同工之妙。“剡中”指代浙江故友，刘禹锡借此诗安慰亲朋故友，连州山水之美难以用画作呈现，他陶醉其中，不必担忧。

刘禹锡在连州依然坚持苦读，他在《送曹璩归越中旧隐诗》中交代了自己的读书状态：“行尽潇湘万里余，少逢知己忆吾庐。数间茅屋闲临水，一盏秋灯夜读书。”湟川河畔，简单几间陋室，却是刘禹锡读书与执教讲学之处。除上述来自荆楚、吴越一带的儒生，在刘禹锡的培养下，刘景进士及第，是连州走出的第一位进士。

刘禹锡作《赠刘景擢第》祝贺：“昨日鸿都新上第，五陵年少让清光。”古诗中，“五陵年少”“五陵豪杰”等字眼并不少见，通常指代京都富豪子弟，白居易《琵琶行》就有“五陵年少争缠头，一曲红绡不知数”，唐伯虎《桃花庵歌》也说“不见五陵豪杰墓，无花无酒锄作田”。刘禹锡在此诗中所言“五陵年少让清光”，豪气地宣告边远之地的才子并不逊色于京中子弟，尽显诗豪的豪迈与对后进的赞赏。

在连州期间，刘禹锡也常常“以棋会友”。如颇工围棋的儇师、“弈棋至第三品”的浩初师等，刘禹锡常和他们“弈于树石间”。据考，刘禹锡在连州有四首诗与围棋有关，一是《海阳十咏·蒙池》，诗人把蒙池比作一棋盘；二是《送周鲁儒赴举》，文中所谓“观博”，即看他人下棋娱乐；三是《海阳湖别浩初师》；四是《观棋歌送儇师西游》，赞颂儇师的高超棋艺和人品。

穗连千载情，燕喜两文豪

岭南为南边要地，元和年间柳宗元《岭南节度飨军堂记》云：“唐制岭南为五府，府部州以十数，其大小之戎，号令之用，则听于节度使焉。”“合二使之重，以治于广州，故宾军之事宜，无与较大。”

刘禹锡到连州之时，马总担任广州刺史、岭南节度使。柳宗元《岭南节度飨军堂记》谓：“今御史大夫扶风公廉广州，且专二使，增德以来远人，申威以修戎政。”“扶风公”即马总，“二使”即岭南节度使和押蕃舶使。

事实上，马总任职岭南比刘禹锡还要早上近两年，《旧唐书·宪宗本纪》记载：“元和八年十二月丙戌，以桂官观察使马总为广州刺史、岭南节度使。”而刘禹锡来到连州时为元和十年。

刘禹锡《大唐曹溪第六祖大鉴禅师第二碑》谓：“元和十一年某月日，诏书追褒曹溪第六祖能公，谥曰大鉴，实广州牧马总以疏闻，由是可其奏。”则元和十一年马总尚在岭南，后世学者也考证，同年马总入为刑部侍郎。也就是说，马总在广州的时间约为元和八年至十一年，而刘禹锡在任连州为元和十年至十四年，时间的交集不算长，但双方情谊之深厚却是显而易见。

元和十一年（816年），马总以所著《通历》十卷赠刘禹锡，刘禹锡作酬马诗六首。六首诗包括《马大夫见示浙西王侍御赠答诗因命同作》《南海马大夫见惠著述三通勒成四帙上自遂古达于国朝采其菁华至简而富钦受嘉贶诗以谢之》《南海马大夫远示著述兼酬拙诗辄著微诚再有长句时蔡戎为弭故见于篇末》《和南海马大夫闻杨侍郎出守郴州因有寄上之作》《酬马大夫以愚献通芨蒴酒感通拔二字因而寄别之作》《酬马大夫登洭口戍见寄》。

其中，在《酬马大夫登洭口戍见寄》一诗中，刘禹锡写道："新辞将印拂朝缨，临水登山四体轻。犹念天涯未归客，瘴云深处守孤城。"洭口，即今天的英德连江口，因为连江古名洭水，所以得名"洭"。后世学者解读，当时马总离开广州回朝廷，刘禹锡深情送别友人，同时也不禁惆怅自身仍为被贬在外"守孤城"的"未归客"。

连州的行政归属曾经历多次变化，唐贞观年间属江南西道，天宝年间属岭南道，乾元以后属湖南道，大历三年属广州府，两宋属广南东路。

换算下来，刘禹锡与马总均在岭南仕宦之时，连州归属岭南管辖也才50多年。后世考证，由于广州与连州两地行政长官加强了联系，广连在经济贸易上方能互通有无，特别是在海盐方面，连州得到广州不少帮助。

刘禹锡在连州建成了唐代第一个岭南名园——海阳湖，他亲自为每处景点赋诗一首，合为《海阳十咏》。刘禹锡常游览赏景，曾言“海阳之景奇甲一州”。在《海阳湖别浩初师》一诗中，他更是跟友人倾诉“他年买山处，似此得隳官”，言及在他心中海阳湖景致为此地之最美。海阳湖也是中原文化在岭南的典型载体和标志。在刘禹锡主政连州期间，广州、韶州的行政官员和风雅人士尽来连州游湖，其中马总就曾数次到连州游览海阳湖园林。广东“四大名园”建于明清时期，但海阳湖园林历史之悠久远甚前者。

广连两地的友好关系源远流长，刘禹锡与马总二人的情谊正是两地往来的生动见证。据连州市政府官方资料，唐大历三年（768年）到民国元年（1912年）的一千多年里，连州有五百多年归广州府管辖。

民国十七年（1928年），从连县、连山、阳山三县划出瑶族聚居八排二十四冲（其中连山五大排，连县三大排），设连阳化瑶局，直属省府管辖。抗战时期，民国广东省政府迁至连县，百业兴旺，一度成为粤省政治、经济、文化、军事中心，被称为粤北“小广州”。

在唐代，刘禹锡与韩愈均为对连阳地区影响深远的入粤大文豪。韩愈、刘禹锡、柳宗元也互结好友，韩愈在《赴江陵途中寄赠王二十补阙李十一拾遗李二十六员外翰林三学士》就提到：“同官尽才俊，偏善柳与刘。或虑语言泄，传之落冤仇。二子不宜尔，将疑断还不。”韩愈虽认可刘、柳二人之才，在政见上却存在一定分歧。

唐贞元十九年（803年），被尊为“唐宋八大家”之首的韩愈被贬为阳山县令，这比刘禹锡入粤早了12年左右。以当时连州管辖桂阳、连山、阳山等县而言，刘禹锡作为连州刺史，官职比韩愈作为阳山县令要大，不过二人来连的“时差”使两位颇负盛名的文人无法在岭南“同框合影”。

韩愈在阳山县令任上一年零两个月，对阳山的文化和经济发展产生了深远影响，还把中原先进的农耕技术带到阳山。韩愈虽是阳山令，但却常在连州，他曾写下多首诗篇赞咏连州山水之美，其《贞女峡》《同冠峡》《次同冠峡》《宿龙宫滩》等诗都是脍炙人口的传世佳作。

韩愈还应当时贬任连州司户参军王弘中之邀，为其所建山亭燕喜亭命名，并作《燕喜亭记》。燕喜亭现在连州市第一中学校内的刘禹锡纪念馆前。韩愈在《燕喜亭记》中记载："于是州民之老，闻而相与观焉，曰：'吾州之山水名天下，然而无与"燕喜"者比。'"

可以想象，刘禹锡来到燕喜亭，品读《燕喜亭记》，虽不见人却见其语，两位当世大文豪在偏远的岭南之地实现了别样的"相逢"。元和十四年（819 年）三月左右，韩愈又因谏迎佛骨一事被贬至潮州任刺史。同年仲秋，刘禹锡因母亲去世，丁忧离开连州，两位当世大文豪短暂同时仕宦广东后，又一南一北而去。

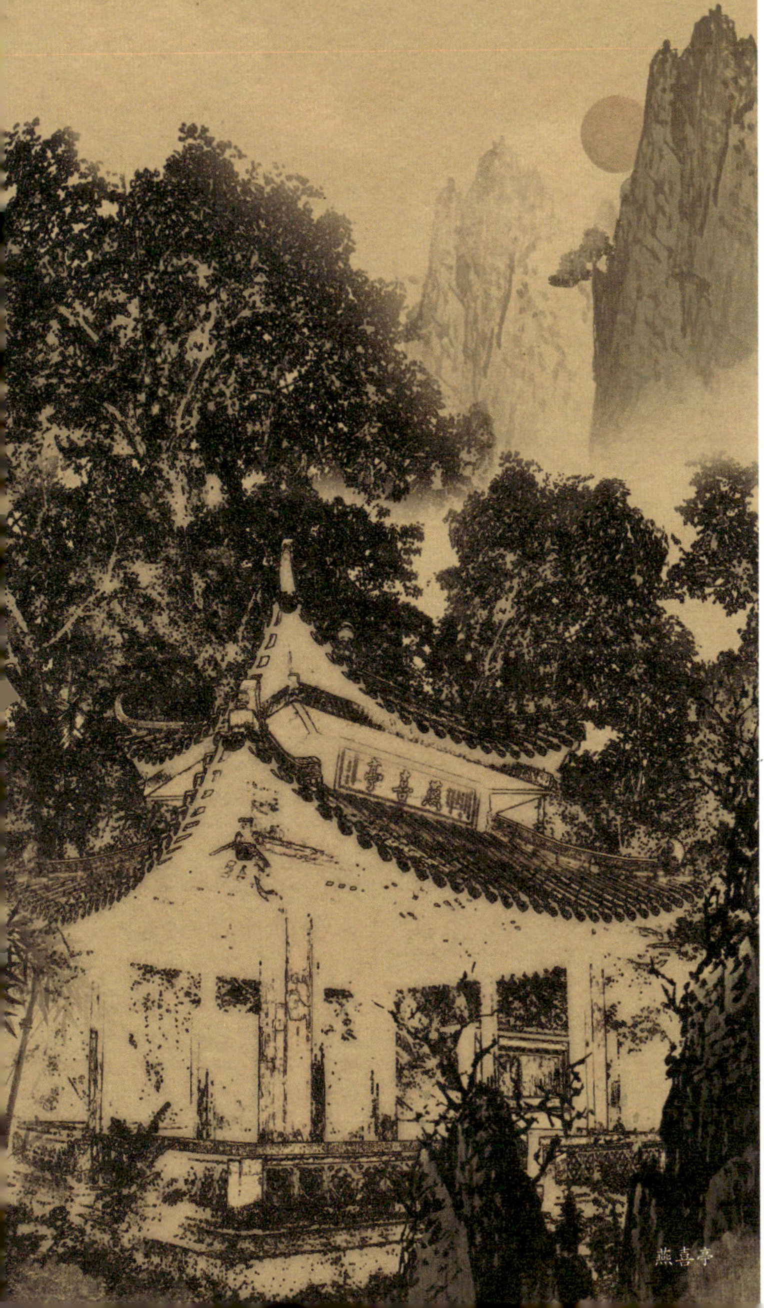

燕喜亭

半生飘零客，矢志不渝情

大唐诗坛不乏文人佳话，如诗仙李白与诗圣杜甫在长安的相遇等，但刘禹锡与柳宗元两位知己的遭遇更是让人唏嘘不已。刘柳二人同被贬，在衡阳离别后，刘禹锡前往连州，柳宗元则左迁广西柳州，他们常互相写信聊以宽慰，信中不只交流文学，还互赠一些药方。

古时经济活动的密切程度不可与今时同日而语，要从有限的资料中梳理出刘柳二人在任时连州、柳州两地经济社会的互动并非易事，但还是可以从所在区域文人墨客、行政官员的往来中窥见一二。

事实上，刘禹锡与柳宗元在来到岭南之地前早已渊源颇深。刘禹锡生于公元 772 年，比柳宗元大一岁。贞元九年（793 年），时年二十出头的刘柳两人同登进士，二人也是在这一年相识，从此开启了一段情深意厚的友谊。

刘柳二人后来参与了“永贞革新”，但仅仅一百多天后，“永贞革新”宣告失败。刘禹锡先是

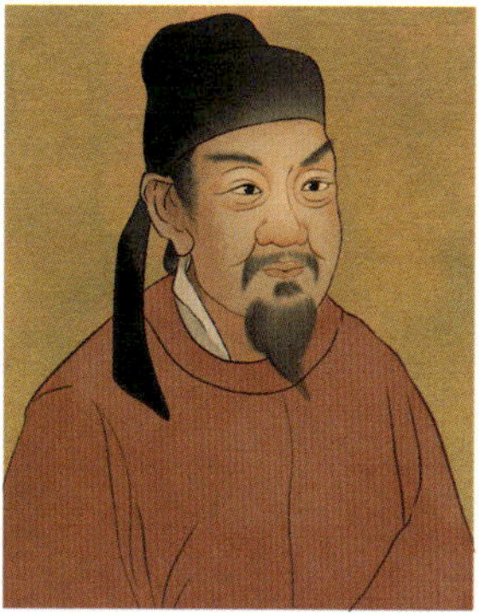

柳宗元

被贬为连州刺史，这是刘禹锡与连州的首次结缘，但是上任途中又被加贬为朗州（即今湖南常德）司马；柳宗元先是被贬为邵州（今湖南邵阳）刺史，上任途中又被加贬为永州司马。

柳宗元来永州前，妻子难产而死，到永州不久后母亲去世，十岁的女儿夭折，也就是在这时他写下《江雪》：“千山鸟飞绝，万径人踪灭。孤舟蓑笠翁，独钓寒江雪。”短短几句诉尽孤独。而好友刘禹锡不愧于“诗豪”之誉，在朗州写下《秋词》：“自古逢秋悲寂寥，我言秋日胜春朝。晴空一鹤排云上，便引诗情到碧霄。”诗人身处肃杀的秋日却仍豪情满怀。

刘柳二人相互扶持，常有书信往来。在刘禹锡的勉励下，柳宗元寄情山水，写下有名的《永州八记》，纳入教材后广为人知的《小石潭记》便是其中之一。

十年后，刘禹锡和柳宗元被召回长安，准备重新起用。但这时变故顿生，刘禹锡写下《元和十一年自朗州承召至京戏赠看花诸君子》，得罪当朝权贵，再度被贬，而柳宗元作为刘禹锡好友也受到牵连。起初刘禹锡被贬播州（今贵州遵义），柳宗元被贬柳州。柳宗元念刘禹锡老母年迈，请求“以柳易播”，调换二人被贬之地。最终旨意更改，刘禹锡被贬到条件稍好的连州，这也是他第二次与连州结缘。

被贬路上，二人始终心系对方，行至衡阳分别之际，柳宗元为刘禹锡写了三首诗，其中就包括著名的《重别梦得》：“二十年来万事同，今朝岐路忽西东。皇恩若许归田去，晚岁当为邻舍翁。”曾经意气风发、名动天下的翩翩少年郎，如今人到中年，饱经风霜，只想着到了晚年和知己回归田园，互为友邻。

刘禹锡也回给了柳宗元三首诗，包括《再授连州至衡阳酬柳柳州赠别》等诗，因为这次是第二次被贬到连州，因此刘禹锡用了“再授”一词。他在诗中说：“去国十年同赴召，渡湘千里又分歧。重临事异黄丞相，三黜名惭柳士师。归目并随回雁尽，愁肠正遇断猿时。桂江东过连山下，相望长吟有所思。”

二人贬谪期间诗书往来不少，但是，命运多舛的二人很快又面临生离死别。元和十四年（819 年）仲秋，刘禹锡因母亲去世，丁忧离开连州。他扶柩返洛阳守丧，途经衡阳，刘禹锡早早派人约柳宗元在衡阳再次相见，不料见到至亲好友柳宗元的信使时，得到的不是回复，而是一纸遗书。原来，元和十四年，天下大赦，敕召柳宗元回京，柳宗元还没上路就因病去世了，年仅 46 岁。

刘禹锡悲恸不已，在《重至衡阳伤柳仪曹》中写道：“忆昨与故人，湘江岸头别。我马映林嘶，君帆转山灭。马嘶循古道，帆灭如流电。千里江蓠春，故人今不见。”如今刘又临湘江岸，但柳已不在。后来，他又写下《祭柳员外文》《重祭柳员外文》等哀悼柳宗元。

柳宗元病逝后，韩愈曾为他写过一篇墓志铭——《柳子厚墓志铭》。多年后，北宋著名文学家苏轼重新书写此文并刊刻在石碑之上，这块墓碑被称为“三绝碑”，即韩愈撰文，颂柳宗元事，苏轼书法，成为后世瞻仰一代文豪柳宗元的重要文物。

临终前，柳宗元将自己的孩子和诗文稿件托付给刘禹锡。刘禹锡在《祭柳员外文》中，如此写道：“誓使周六（柳宗元长子），同于己子。”刘禹锡抚孤写书，行未竟之事。多年后，刘禹锡为柳宗元编纂了《唐故柳州刺史柳君集》，受刘禹锡言传身教的柳宗元长子柳周六，与韩愈之孙韩绾中同榜进士，再谱老一辈的士林佳话。

晚年的刘禹锡回到家乡洛阳居住，“邻舍翁”变成白居易、裴度等人，却再无柳宗元。他的诗作《酬乐天扬州初逢席上见赠》中“沉舟侧畔千帆过，病树前头万木春”一联，成为鼓舞了一代又一代人的千古名句。刘禹锡与白居易并称“刘白”，世间再无“刘柳”。

粤湘烙印深，古道车马悠

连州如今归属岭南，但在历史上曾长期属于荆楚之地。而刘禹锡在被贬连州前，就曾任朗州司马十年，前往连州途中刘禹锡亦经过湖南多地。因此，无论是刘禹锡还是连州，都有着粤湘两地的深厚烙印。刘禹锡说：“潇湘间无土山，无浊水，民秉是气，往往清慧而文。”（《海阳湖别浩初师》）

在刘禹锡主政连州期间，连州与湖南周边地区的往来也十分密切。

连州与郴州相距不远，但因为五岭山脉之隔，两州在接受中原文化浸润方面存在一定差距。元和十一年（816 年）夏初，闻知户部侍郎杨于陵被贬为郴州刺史，身在连州的刘禹锡作《和杨侍郎初至郴州纪事书情题郡斋八韵》等二首。

“一吟梁甫曲，知是卧龙才。”刘禹锡对杨于陵深表同情，并对其进行宽慰。杨于陵沉下心来，在郴州有了一番新作为。也因刘、杨的联系，连州、郴州两地情谊加深，中原一带的铁器农具和农耕技术源源不断地传来连州，进而在岭南推广。

值得一提的是，杨于陵不负刘禹锡所勉励的“卧龙才”，成为一代名臣，曾担任京兆尹、节度使和尚书等职，一生四上四下、刚正不阿，且能全身富贵而终。其四个儿子皆中进士，杨景复为同州刺史，杨嗣复官至宰相，杨绍复任中书舍人，杨师复是大理寺卿。

刘禹锡还与韶关、道州、零陵等地长官结成了友好关系，道州刺史薛伯高就多次与刘禹锡书信来往和诗歌唱和。其中，元和十二年（817 年），刘禹锡与薛伯高几度通信，作有《答道州薛郎中论书仪书》等；元和十三年（818 年），刘禹锡与道州薛伯高书信讨论医药问题，薛伯高将药方寄来连州帮助当地解决疫情，其后刘禹锡编成《传信方》一书。

薛伯高，名景晦，字伯高，河东（今山西永济）人，以精通儒学著称。山西运城、临汾两地，在黄河之东，故又称“河东”，古时候的河东文化发达，名人辈出。

元和年间，薛伯高由尚书刑部郎中改任道州刺史。在任上，薛伯高志在“除秽革邪，敷和天下”，毁鼻厅神，修文庙，推行儒家文化。柳宗元应邀作《道州文宣王庙碑》《道州毁鼻亭神记》。在《先君石表阴先友记》中，柳宗元称薛伯高“好读书，号为长者”。

作为“中国碳酸钙之城”，近年来，连州积极打造百亿级高端精细化矿业，促进当地碳酸钙、硅灰石产业发展。路通经济活，途经连州的二广高速为粤湘多地发展按下“快进键”，粤湘重点工程广连临连高速通车，有力促进湘粤两省“交通 + 经济 + 红色文化”深度融合，广清永高铁也在加快推动建设中。

与如今粤湘两地经济往来深度融合的局面相类似，上千年前作为岭南门户的连州便是粤湘两地间的重要交通枢纽之一。近年来，“连州千年古道连接海陆丝绸之路，见证昔日繁华光景”等消息时见报端。

连州地处五岭之中的萌渚岭南麓，是历史上岭南通往中原地区的交通干线，历史遗迹众多，人文底蕴深厚，保存着延绵不断的古道。秦朝时，由赵佗率领的秦军取道连州顺头岭下连江。赵佗的军队在顺头岭披荆斩棘、开山凿石，打通秦汉古道，从而进军岭南重地番禺（广州）。

通过秦汉古道，中原和岭南发生了广泛深入的物资和文化交流，商贾贩卒熙熙攘攘，往来不绝。连州成为中原进入岭南的门户、通衢和水路中转枢纽。后来为方便车马行走，更快地把岭南的物资运送到京城，东汉大司农郑宏便向朝廷申请把秦汉古道深浅不一的沟槽填平，铺砌青石板。铺设古道的石头许多是就地取材的麻石或青石。

宋代周去非在其地理名著《岭外代答》中概述这条路对整个岭南的影响："此路一开，财货通矣，人才出矣，遐陬之声变矣。"古道不但是军事关隘，还发展成了商贸之路，每天大量中原的铁器通过古道进入岭南，改变了岭南刀耕火种的落后现状。唐代以来，众多文人骚客从这条古道南下。学界认为刘禹锡便是从这条古道经过丰阳古镇等地来到连州出任刺史的。

另据载，秦朝时，秦军在五岭之东的梅岭开凿出一条军事通道。约800年后，中国进入大唐王朝，唐开元四年（716年），身为韶关曲江人的张九龄向唐玄宗李隆基奏请开凿大庾岭新路，梅岭山隘成为一条“坦坦而方五轨，阗阗而走四通”的官方驿道，它北接江西章水，南连广东浈江，连接了长江水系和珠江水系。

修建后的梅关古道真正成为沟通南北的商贸通道，从此，大唐帝国丰饶的物产，尤其是享誉世界的丝绸、茶叶、药材、工艺品等经这里运往港口，漂洋过海走进南亚、中东直至遥远的欧洲。与此同时，来自各国的香料药材、珠贝宝石运抵岭南后，也从这条通道驰往中原，梅关古道直接推动了海上丝绸之路的繁荣。

广东历来缺铁，铁器只有从湖南（主要是湘南）输入，古道带来的运输便利促进了中国南方沿海地区的发展；而湖南自古缺盐，食盐历来从淮河流域引进，元朝末年因战乱改从广东引进。湘粤两地地理邻近，资源互补性强，一条条古道使两地的商贸往来水到渠成。

办民生实事　惠万家百姓

元和十年（815 年），刘禹锡携老带小来到连州任刺史一职。到任后，他没有怨天尤人，而是以乐观豁达、积极向上的心态面对新生活。他深入民众，体察民情，详细了解当地的山川地形、物产气候、风土人情等，写下了“功利存乎于人民”的施政箴言，在连州留下了许多心系民生、为民谋利的故事，影响深远，深得当地人民爱戴。

连州地处越城岭、都庞岭、萌渚岭、骑田岭、大庾岭等“五岭”南麓，境内群山连绵，簸箕山、大东山、大龙山、大雾山和福山等青山连为一体。“剡中若问连州事，唯有千山画不如”“几度欲归去，回眸情更深”，在连州任职四年多期间，刘禹锡深入广大山川，不吝用诗歌高度赞扬连州的山水景色之美，表达对当地山水人文的深情眷恋。

“农妇白纻裙，农夫绿蓑衣。齐唱田中歌，嘤儜如竹枝。”在连州，刘禹锡关注当地百姓的生产劳动，写下了一首首表现农家生活的诗歌，赞美农民的勤劳淳朴，鼓励农民发展农业生产，使连州出现了一派欣欣向荣的景象。

连州处于五岭南麓湘、粤、桂三省交界处。连州之东，是瑶族人民世代聚居的瑶山。出任连州刺史期间，刘禹锡注重观察了解民情民风，关心瑶族人民的生产、生活，写诗赞美他们的聪明智慧和勇敢彪悍，加强了瑶汉两民族的团结，为岭南地区瑶族的发展作出了贡献。

在认真治理政事之余，刘禹锡深入民间了解民生疾苦，其诗歌创作有了新的题材。在连州，他创作了系列歌颂平藩胜利和反映连州当地风物民情特色的诗篇，通过充满热情的文字，抒发其崇尚自然、热爱祖国河山、关心民生之情怀。

存乎百姓，明确施政箴言

连州位于五岭南麓、连江上游，是中原前往南粤的主要通衢。境内崇山峻岭，逶迤连绵。山峦间的低矮谷地历代为交通要道和行军路线。连江流经县境，注入北江。西汉初（前183年）立县，称桂阳县。隋开皇十年（590年）建州，称连州。

刘禹锡来到连州不久，就积极到连州各地巡视，考察当地的山川、地形、物产、气候等情况。元和十一年（816年）七月二十四日，即刘禹锡到连州的第二年，他在深入了解了连州的风俗物产和历任郡守的政绩后，撰写了《连州刺史厅壁记》。

彼时，唐代新上任的州郡长官有个惯例，每到一地要以地名及官名为题写一篇《厅壁记》。厅壁记又称“壁记”“厅壁题名记”或“厅记”，是唐代兴盛起来的一种写于政府官厅或学校、道院墙壁上，用于记载官员迁授、地理沿革及功臣事迹的特殊文体。

这篇例行的《厅壁记》先写了连州的地理沿革，

即从“与荆州同星分”到“尝隶三府”再到“后以州统县，更名如今”，再写连州的风景物产“山秀而高，灵液渗漉，故石钟乳为天下甲，岁贡三百铢……石侔琅玕，水孕金碧，故境物以丽闻。环峰密林，激清储阴，海风驱温……化为凉飔……信荒服之善部，而炎裔之凉墟也”。此文语言优美，韵味隽永，状物鲜明，生动形象。

总体上，刘禹锡将连州定义为“荒服之善部，炎裔之凉墟”。何谓“荒服”？古代将京畿以外的地方，每五百里划为一服，由近及远，依次分为侯服、甸服、绥服、要服、荒服。连州离长安如此之远，自然属于“荒服”了。换而言之，连州是炎热地方的清凉之所，荒蛮之部的首善之地。

这较之十年前的看法，已有很大的改变。十年前，刘禹锡初贬连州，半道作《赴连州途经洛阳诸公置酒相送张员外贾以诗见赠率尔酬之》一诗：“谪在三湘最远州，边鸿不到水南流。如今暂寄樽前笑，明日辞君步步愁。”那时，他将连州视为“边鸿不到”、音讯难通的“三湘最远州”。

据载，唐时，连州距都城长安3000多里，以当时的交通条件，确实不可不谓路途遥远。但他当初对连州的印象只是间接得来的。当他真的亲临连州并逐渐融入连州后，原来先入为主的印象顿然改变。他多次在文章中称连州为“善部”“善地”，如《谢上连州刺史表》中提到“特降新恩，得移善部”；《谢门下武相公启》中提到“俾移善地，获奉安舆”；《谢中书张相公启》中提到“移莅善部，载行纶言”。

也有一种说法就是，在连州之前，刘禹锡被贬为朗州司马达十年之久。朗州距离荆州、中原更近，被贬朗州时，他仍对仕途抱有强烈的幻想，理想的高远与现实的贬谪形成了巨大落差，故而有着强烈深厚的悲愤之情。而连州虽更为僻远，但朗州十年的磨砺以及诏还即外放的人生经历，使刘禹锡对政治前途有了更清醒的认识，故而多了一份平淡超然。

后世有评价称“《连州刺史厅壁记》记述了连州的地理位置、历史沿革、山川气候、民俗物产，叙事详切，文笔势秀，是一份反映古代连州风貌的宝贵文献”。刘禹锡的厅壁记不但体要简明，而且描写精彩，得到宋人张邦基的认可，其《墨庄漫录》云：“予少年在湘阳，曾伯容云：‘唐人能造奇语者，无若刘梦得作《连州厅壁记》云：“环峰密林，激清储阴。海风驱温，交战不胜。触石转柯，化为凉飔。城压赭冈，踞高负阳。土伯嘘湿，抵坚而散。袭山逗谷，化为鲜云”’盖前人未道者。不独此耳，其他刻峭清丽者，不可概举。学为文者，不可不成诵也。”

此外，《连州刺史厅壁记》对连州历届郡守的政绩作了大致考察，对那些为连州当地经济文化发展作出贡献的郡守功臣，如“宰臣王晙、倖卿刘晃、儒官严士元、闻人韩泰”等，刘禹锡表示敬仰，自谦“余不佞，从群公之后”，表达了自己“功利存乎人民”的施政抱负。

刺史作为唐代地方吏治的主体，他们秉持何种施政理念，对一个地方的社会稳定和经济发展起着关键作用。在连州任职期间，刘禹锡践行“功利存乎人民”的为政之道，励精图治，治理连州卓有成效。明代弘治年间连州知州曹镐撰《旧志序》，认为连州风气之变，“乃自韩昌黎、刘梦得两公始”，这一评价是公允的。

除《连州刺史厅壁记》，刘禹锡还在连州写下了大量赞美当地自然风光的诗篇，如《海阳湖别浩初师》并引、《海阳十咏》（《吏隐亭》《切云亭》《云英潭》《玄览亭》《裴溪》《飞练瀑》《蒙池》《棼丝瀑》《双溪》《月窟》）等。

与唐代诸多南贬诗人不同，刘禹锡笔下的连州自然景象清幽淡远，让人心生诗情与高蹈出世之想。这一方面是由于作者的客观书写，一方面则是由于作者宁静淡泊之情怀的独特感知，那份清淡是作者主观心理情感的投射。可见在连州时，借由山水的陶冶熏染与心理的自我调适，刘禹锡有了更为超然淡泊的心态。

发展农业，改善百姓生活

在谪守连州期间，刘禹锡虽身居海隅，却心系国事，情牵百姓。他多次深入田桑、农户，近距离观察百姓生产生活，体察民情，关爱民生，积极地融入当地的生活。

在农忙时节，刘禹锡参观农民插秧种田，写下了《插田歌》，生动、活泼地展示了田家的劳动热情和生活态度。诗曰：“冈头花草齐，燕子东西飞。田塍望如线，白水光参差。农妇白纻裙，农夫绿蓑衣。齐唱田中歌，嘤儜如竹枝。但闻怨响音，不辨俚语词。时时一大笑，此必相嘲嗤。水平苗漠漠，烟火生墟落。黄犬往复还，赤鸡鸣且啄。路旁谁家郎？乌帽衫袖长。自言上计吏，年初离帝乡。田夫语计吏：‘君家侬定谙。一来长安罢，眼大不相参。’计吏笑致辞：‘长安真大处。省门高轲峨，侬入无度数。昨来补卫士，唯用筒竹布。君看二三年，我作官人去。’”

这首诗先后写了三个场景，首先是连州农民夏耕夏种的劳动情景，花草满目，燕子轻飞，田塍连片，水天一色；其次是村庄日常生活的景象，水田里已插上了成片的秧苗，农民们回到家里，各自生火做饭，犬走鸡啄，悠然自得；第三是收工之际农夫与头戴乌纱帽的计吏对话的场景，农夫在话中充满对计吏的鄙薄和揶揄，而计吏却全然不觉，依旧恬不知耻地吹嘘自己。

在刘禹锡的笔下，这里不仅有披着绿蓑衣的农夫，还有身着白纻裙的农妇，他们一边插秧一边歌唱，田野中一派欢洽之气。刘禹锡虽然听不懂他们歌唱的内容，但根据男女对唱时的大笑表情，推断他们大概是在相互嘲谑。这种对当地语言的揣度，显示出刘禹锡积极主动地接近百姓，想尽快融入他们的生活，以及他对连州的乡村农夫怀着的深厚感情。

事实上,除了对眼前劳动生活场景进行实录,《插田歌》还是一首揭露计吏丑恶面目而又微讽朝政的诗。诗中，刘禹锡通过农夫与计吏的对话，让计吏在自己的话语中显露其吹牛自夸、目中无人的恶劣品质。从两种人物形象的鲜明对比中，突出了连州农民勤劳朴素而直率的性格，揭露了计吏和朝廷权贵们互相勾结的丑态，以讽刺手法揭露和抨击当时社会买官卖官的丑恶现象，抒发了诗人忧国忧民之情。

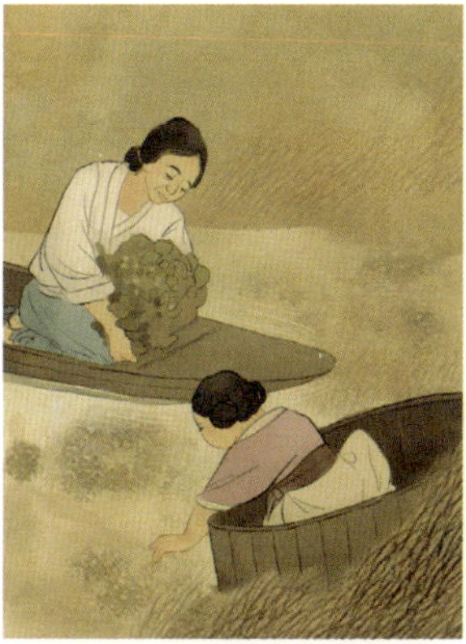

采菱

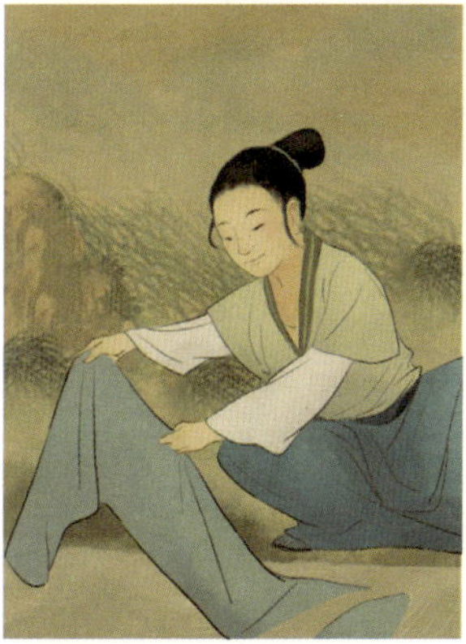

濯锦

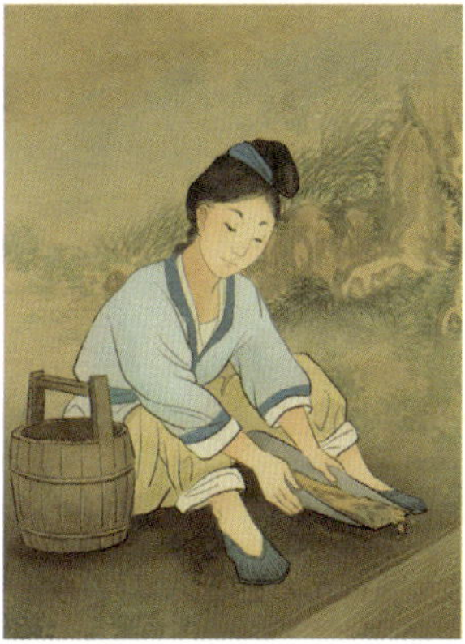

淘金

从诗歌创作的角度来说，诗人以欢快的乐府歌谣形式，交揉了色彩、动态和声音的词汇，塑造出一幅秀丽、祥和、恬静的连州乡村田园画景。一方面，《插田歌》继承汉乐府缘事而发的优良传统，以俚歌民谣揭露重大的社会问题，在诙谐嘲嗤中寄寓严肃的政治内容，以平凡真实的生活显示深刻的思想主题。另一方面，刘禹锡在连州所写的农业劳动的场景是盛唐山水田园诗派几乎未曾涉笔的。全诗集写景、叙事、抒情于一体，可谓在田园诗的艺术园地里辟一新境。

在展现群众劳动生产方面，畲田、围猎表现了男性山民的特色劳动情景，而采菱、濯锦、淘金，则表现了富有地域特色的女性劳动场景。刘禹锡描写连州妇女劳动场景的诗，比较注重环境和景色的渲染，烘托劳动的气氛。或写劳动之繁忙，如《采菱行》描述秋阳下紫菱如锦，彩蝶飞翔，采菱女荡舟在如镜的湖面上，忙于采菱以致无暇与情郎对歌；或写劳动之欢乐，如《浪淘沙》之五，春日的晚霞下，女郎在两岸山花盛开的锦江边上濯锦；或写劳动之艰辛，如《浪淘沙》之六，描述清晨江雾刚散开，淘金女已在江边“沙中浪底”淘金，如此等等。

中原农耕文化包含了众多耕作技术、科学发明。中原地区的先民们不仅在华夏大地开发了农业，而且很早就认识到了水利与农业的关系，并进行了农田水利建设和灌溉机械的创造发明。直到唐代中期，中原农耕技术不仅在中国，在世界上也是先进的，而且影响深远。

在连州期间，刘禹锡把中原的农耕技术带到连州，进而在岭南推广，教州民用先进的方法吸水灌溉农田，垦复梯田，发展农业生产，改善连州人民的生活。

彼时，唐朝对岭南实行“怀柔”政策，冲突矛盾减少，政府管制加重，内地与岭南地区交往频繁，社会相对安定。政府对灵渠进行修整，使其具有一定的灌溉作用，同时又加大分水渠的建设，这些措施使得生产环境得到改善，加之其他原因，岭南农耕区面积的扩展速度得以加快。

关心瑶族，促进民族团结

连州自古以来就是一个汉族和少数民族杂居的地区。刘禹锡任连州刺史期间，对居住在这里的瑶族同胞给予了很多关注，给后人留下数篇描述瑶族风情的诗歌，如《莫徭歌》《蛮子歌》《连州腊日观莫徭猎西山》等诗，以诗歌形式描写少数民族生活，反映了他们勤劳、勇敢、朴实、善良的民风。

“莫徭”是瑶族人民的前称。据说其先祖有功于国，常免徭役，故得名。唐时，这个民族多分布在长沙、武陵、巴陵、零陵、桂阳、澄阳、衡山等郡，隋唐之际称为“莫徭”，宋朝以后一般称为“瑶”（通“徭”），沿用至今。

与汉族相比，莫徭民众的生活环境相对比较闭塞，生活条件也相对艰苦。长期以来，“不占名籍”的唐代瑶民被认为是化外之人，不入户籍，而他们在这块贫瘠的土地上繁衍生息，过着自生自长、自给自足的半农耕、半渔猎生活。

刘禹锡来到连州后，非常关心瑶族人民的生活

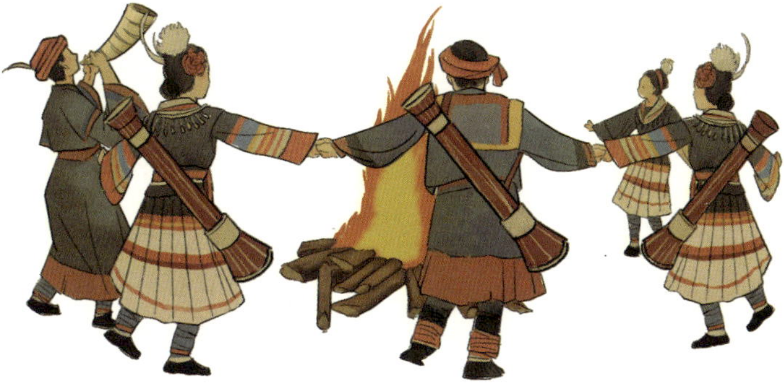

瑶族舞蹈

和民俗。“莫徭自生长，名字无符籍。市易杂鲛人，婚姻通木客。星居占泉眼，火种开山脊。夜渡千仞溪，含沙不能射。”《莫徭歌》是一首倾注了刘禹锡对少数民族关怀、同情、赞扬与敬仰之情的诗歌，具体地描绘了莫徭人民经济交往、婚姻联结、居住条件、耕作方式等情况。

而《蛮子歌》不但写了瑶民风习，还反映出瑶民的社会地位。诗曰：“蛮语钩辀音，蛮衣斑斓布。

熏狸掘沙鼠，时节祠盘瓠。忽逢乘马客，恍若惊麏顾。腰斧上高山，意行无旧路。”“熏狸掘沙鼠”“腰斧上高山”等句，看似白描，瑶族人民真实的生产生活场景却跃然纸上，正好反映了古连阳排瑶“刀耕火种、椎髻跣足”的习俗。“忽逢乘马客，恍若惊麏顾”，写出了瑶人对汉官的恐惧，末句“意行无旧路”，既写出瑶族人民做事率性而为的一面，又含蓄地表现了他们的“拓荒”精神。

《蛮子歌》还提到了瑶族先民祭祀盘古（瓠）活动。瑶族信仰多神，盘古王（盘古皇）是瑶民最为崇拜的神灵，是保护他们生产、生活、财产的祖宗神，位于各神之首。瑶族祀盘古有悠久的历史，每年的农历十月十六，是瑶族人民纪念其始祖盘王（盘古）的盛大节日。瑶族人民会穿上传统节日盛装，用载歌载舞、鸣礼炮、吹牛角、瑶寨巡游、吃长桌宴及玩篝火晚会等方式，祭祀祖神，祈求福运。刘禹锡对瑶族先民的风俗文化进行了详细描述，为后世留下了宝贵的资料。

从《莫徭歌》《蛮子歌》可以看出，瑶族人民的主要生产方式是刀耕火种，捕捉野生动物。由于经常受到统治者的歧视压榨，瑶族人民聚于深山密林中，行迹诡秘，惧见外人。作为地方长官的刘禹锡，能够主动地和他们接触，是难能可贵的。

每年十二月初八是瑶族的猎日，喜好畋猎的瑶民在这一天围猎西山。刘禹锡所作的《连州腊日观莫徭猎西山》描绘了一幅壮观的古代瑶族狩猎图。诗曰："海天杀气薄，蛮军步伍嚣。林红叶尽变，原黑草初烧。围合繁钲息，禽兴大旆摇。张罗依道口，嗾犬上山腰。猜鹰虑奋迅，惊麏时跼跳。瘴云四面起，腊雪半空消。箭头余鹄血，鞍傍见雉翘。日莫还城邑，金笳发丽谯。"腊日即阴历十二月初八，时值冬季，正是狩猎的最好季节。为了更好地获取猎物，莫徭族猎人们先把原野烧焦，他们整顿好队伍，敲锣打鼓，高举旗帜，开始了狩猎活动。随着围合、张罗等环节的部署，加上猎犬、猎鹰的配合，猎人们很快就收获了惊鹿、鹄鸟、野鸡等猎物，傍晚当城门望楼上的金笳吹响的时候，他们就满载而归。

此诗详细记录了莫徭族狩猎的全部过程，其中既有宏大的整体场面渲染，也有围猎时细节的具体刻画，表现出莫徭族猎人们勤劳、智慧、勇武的特点，诗篇中充满着作者的赞许之情。全诗从始至终紧扣“观”字，把莫徭人的围猎活动描绘得有声有色，画面色彩鲜明，动静谐和，妙趣横生。

唐朝正传史籍对瑶族先民的记载极少，加之撰史文人的民族偏见，史书未能真实地反映瑶族先民的社会情况。而刘禹锡《连州腊日观莫徭猎西山》《莫徭歌》《蛮子歌》等赞颂瑶族先民风俗文化的作品，弥补了正史缺陷，对研究唐代瑶民社会具有不可低估的价值。

从民族学角度来说，刘禹锡的在诗文保存了较为完整的连州风物、习俗、语言、文化等方面的文献材料，具有丰富的民俗学价值，尤其是对瑶族的真实记载，为研究者提供了大量可信的民族史研究资料，是一笔宝贵的民族学遗产。

另外，作为地方主官的刘禹锡，通过主动跟瑶胞交往，创作多篇反映瑶族民情风俗的诗歌，纠正了官员对瑶族的歧视，体现了其平等的民族观念，加强了瑶汉两民族的团结，为瑶族地区的发展作出了贡献。

深入民众，推动诗风转变

在连州主政四年半期间，在恪尽职守、勤于政事之余，刘禹锡创作了一批高质量的诗文作品，这些作品大部分极具当地风物民情特色。与前期鞭挞邪恶、伸张正义的政治讽刺诗相比，刘禹锡被贬连州后诗风有了转变，更多转向了对平藩胜利的赞颂和崇尚自然、关心民生的纪实。

谪居沅湘期间，刘禹锡诗作的题材多为讽刺与抨击政敌，他把指陈与揭露时弊的使命赋予自己那饱含忧愤的诗笔，试图引起最高统治者对社会危机的正视。根据历史记载，“永贞革新”失败以后，“二王刘柳”等人原先实行的有利于国计民生的革新措施，大半为执政者所废弃，从而使本来就已危机四伏的中唐社会更加显露出各种无可救药的弊病。

刘禹锡虽然被贬偏远地区，消息却并不闭塞。友人的来信，使他得以及时了解朝廷的政策走向及其后果。他痛恨执政者的倒行逆施，又“位卑未敢忘忧国”，情不自禁地在诗中指陈与揭露时弊。在朗州十年期间，刘禹锡对于南方文化已经有了一定程度的认识并且不带偏见地表示过欣赏，这为其到连州后诗风的转变奠定了基础。

刘禹锡谪守连州的第三年，久未奏克获之功的平藩战争取得了重大胜利：裴度、李愬率军一举攻占蔡州，捣毁了淮西叛军的老巢，生擒了盘踞蔡、光、申三州的叛军头目吴元济。时隔一年，又传来了平定淄青的消息：淄青节度使李师道割据淄（今山东淄川）、青（今山东益都）十二州之地，骄横跋扈，为所欲为，曾派人刺死力主削藩的宰相武元衡，刺伤朝廷重臣裴度。在欢庆胜利之际，刘禹锡对朝廷的宿怨有所消解。为了祝贺淮西和淄青大捷，刘禹锡相继写成《平蔡州三首》《城西行》《平齐行二首》等一系列歌颂平藩胜利的诗篇。

《平蔡州三首》等歌颂平藩胜利的政治诗是独具匠心、耐人寻味的。诗人准确地把握住了“典型环境”和“典型人物”的关系，将淮西、淄青大捷

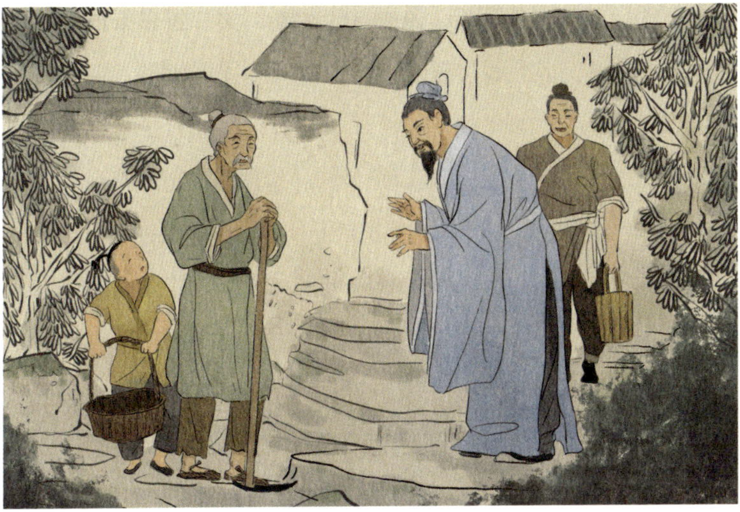

刘禹锡与老百姓交谈

放在广阔的时代背景上加以表现，巧妙运用以虚衬实、即小见大、化浓为淡等艺术手法，以夸张之笔渲染平藩将士的声威，以空灵之笔描绘叛区生民的欢欣，以精警之笔揭示平藩之捷的意义，表达了诗人反对藩镇割据、维护国家统一的主张，以及对和平生活的热爱与向往。

抵达连州后，刘禹锡经常与连州当地老百姓接触，了解民生疾苦，为他们排忧解难。与老百姓们打成一片，使他得以较充分地熟悉民情，写出许多反映当地风物民情的佳作，他在诗作中表达了对连州风土人情的高度赞美，以及对祖国山河的热爱之情。

比如《插田歌》，诗中用白描的手法勾画了农民夫妇和一个地主子弟的形象，以极其通俗生动的语言描写了农民夫妇在暮春三月紧张愉快的插秧场景，同时写农夫和计吏的对话，真实地揭露了计吏的丑恶面目，也微讽了朝政。这首诗是刘禹锡被贬为地方官后，接近人民，向民歌学习，并用民歌的语言、乐府的形式描写劳动人民生产生活的代表作之一， 是一首优秀的现实主义作品。《插田歌》在他的全部诗作中，特别是在被贬连州时所写的诗歌中，占有重要的地位。

再如《莫徭歌》，刘禹锡对于被称为“徭”的少数民族没有猎奇更没有歧视，而是由衷地赞美他们无拘束的自然生长状态、与客观环境相融合的生存形式及惊人的生活技能。在传统的文人眼中，这种生活方式是落后与野蛮的。但若以崇尚天性与自然的眼光来看，这种生存方式实在值得歌赞。

清代《连州志》记载：“吾连文物媲美中州，禹锡振起之力居多。”刘禹锡对连州地区风物人情的赞美，不仅是文人的猎奇，而是有着哲学与宗教思想基础。

有研究者指出，谪居连州是刘禹锡诗文创作的重要阶段，这期间所写的诗歌，既题材广泛、思想深刻，抓住了政治生活中的大事，又贴近当地人民生活，融进了百姓的喜怒哀乐，表现了民间优秀传统文化，认同了异乡的生活环境，而且发挥了创造精神，形成了刘禹锡诗歌主题鲜明和刚健明快的艺术特色，为其在唐代诗坛上赢得“诗豪”的美誉奠定了坚实的基础。

诗豪亦良医　医著传千年

刘禹锡是中唐时期杰出的文学家、政治家，更拥有“诗豪”的美誉。以往人们研究刘禹锡，多注意他在文学方面的成就，以及《天论》等哲学著作，极少关注他在医学领域的作为。事实上，刘禹锡不仅在文学、哲学领域有高深的造诣，他在医学上也有深入的钻研。

《隋唐五代时期名医传记》写道：“刘禹锡，字梦得，唐代著名文学家、政治家及医学家……禹锡自幼体弱多病，经常延医服药，对医药颇有研究。三十年持之以恒，遂成良医。治病用药，讲求实效，不固守古法，提出‘弭病于将然之先，而以攻治为后’的预防思想，治病善用单方、验方，并重视收集整理民间医药经验。”

刘禹锡年少在家乡的时候，就爱好钻研

医学，经常访名医、阅医书、学切脉，这让他对医学有了一定的认识。长期的医书学习和多年的医疗实践，使刘禹锡在医疗和养生方面形成了自己极为独特的见解。

他曾奉诏参与编撰本草和经方，并编纂《传信方》一书传世。此书收录他在连州时所收集民间经验效方及薛景晦送他的十通方共五十余方，因每方皆有所据，所以取名“传信”。其内容涉及临床各科，兼载急救内容，用药具有“简、便、廉、效”之特色，给后世留下了一本颇有影响力的方药医书。

自幼体弱多病，深谙医学药理

在刘禹锡存世的七百余首诗篇中，多首诗歌中出现了与医药相关的内容，如《偶作二首》言“药性病多谙”“养生非但药”。刘禹锡在此指出要多熟悉药物性疾病，并提出了自己对于养生的看法。他认为，养生不能只依靠药物。养生之法其实有很多，比如《闲坐忆乐天以诗问酒熟未》中“减书存眼力，省事养心王”，指出知道眼睛不太好，就要节省眼力，减少看书的时间。

再如《楚州开元寺北院枸杞临井繁茂可观群贤赋诗因以继和》：“上品功能甘露味，远知一勺可延龄。”刘禹锡不仅把枸杞的形态、性味、功能记述在诗中，还夸奖枸杞是很好的营养品，不仅味道甜美，而且具有延年益寿的功效。

除了对医药、养生的记述，刘禹锡的很多涉医诗也体现了他对所见、所患疾病的认识。刘禹锡之所以有较多的诗涉及医学方面的内容，应该与他自幼体弱多病、久病成医有关。

“愚少多病，犹省为童儿时，夙具襦袴，保姆抱之以如医巫家。针烙灌饵，喧然啼号。”刘禹锡在《答道州薛郎中论方书书》中自述，年幼时体弱多病，家人经常要抱着他四处求医问巫。巫医使用“针烙灌饵”的方法治病，即用烧红的刀针，扎入疮处排脓，年幼的刘禹锡常因此而啼哭。巫医扬扬得意，其实并不懂得方药医理。

逐渐长大以后，刘禹锡看到同龄人“武健可爱”，羞愧自己比之不如。因此，他在学习诗书之余，深感医药学知识对健体强身、济世救人的重要性，便开始拜访名医，阅读医书。

刘禹锡从医术高明的“世医”处借来医书开始学习。他自己所列举读过的医书，就有《小品方》《药对》《素问》等，从中知道了荣卫[①]、经络、百骸[②]、九窍[③]的组成。经过多年积累，他还根据自己的用药经验写成《鉴药》一文。熟读医书之后，刘禹锡又“学切脉以探表候”，学习脉诊等医学知识，学会初步诊疗一些症候，他还开始收集各种医方，学习炮制药材。

三十年持之以恒，遂成良医。除了理论上的学习，刘禹锡也会亲自实践，以所学医治自己及家人。用他自己的话来说，就是“尔来垂三十年，其术足以自卫。或行乎门内，疾辄良已。家之婴儿未尝诣医门求治者”。刘禹锡经过三十多年的学习，所学医术足以诊疗自己的疾病，家中的孩子也很少外出找医生看病，由此可见，他的医术在当时已达到了较高的水平。

“不为良相，则为良医”，是古代读书人的另一条心理慰藉之路，刘禹锡在这方面尤为突出。他早年即“三登文科”，后又参与“永贞革新”，革新失败后一再遭到贬谪，在“巴山楚水”辗转了二十余年。在此期间，他发现大唐虽然名医辈出，巨著时现，但在偏远地区，从医者少之又少，百姓的生命和健康也没有保障。使自己在险恶荒蛮之境得以健康生存，使穷乡僻坡的百姓免除病患之苦，是刘禹锡习医的又一重要原因。

隋唐时期，医药学思维活跃，内外交流频繁。比如来华的印度医僧婆罗门，用“金篦术”[5]为刘禹锡治好了眼疾。刘禹锡在与其交往中吸取了很多不同的养生学说和医疗经验。

重视炮制理论，提出“防先于治”

炮制中药是中医学重要的一环。在我国药物炮制史上，唐朝是一个重要的发展阶段。在科学文化较发达的唐朝，中药炮制尤为人们所重视。当时的药物学家在学习前人正确方法的基础上，总结出一套完整的炮制工艺，并在理论上进行了系统的探讨，如《备急千金要方》《新修本草》等书就记载了很多种中药炮制方法。

刘禹锡在博览群书和长期实践的基础上，积累了丰富的药物炮制知识，他认为药物的炮制方法对药物性能有很大的影响。所以刘禹锡在评论薛郎中医书中记载的关于药物制作过程时，能够提取其精华，予以系统的总结：

“言君臣必以时，言宣补必以性，言砭灸必本其输荣，言祓禳必因其风俗。齐和之宜，炮剔之良，暴炙有阴阳之候，煎烹有少多之取。挠劳以制驶，露置以养洁；味有所走，薰有所归，存诸孅悉，易则生患。”

这里提到了中药方剂配伍的关系，配药的主辅必须考虑疾病发生的各个阶段；起散泄和滋补作用时，应考虑药的寒、凉、温热等不同的特性。而药剂的配合要恰当，药物加工的方法要适当，暴炙制药要掌握温度火候；煎药时要注意液体辅料和水的用量；搅拌是为了控制药物性质并防止其挥发，并使药物暴露以保持其纯度；药物各有所走，药性各有所归；这一切都取决于细心和谨慎，而粗心就会导致问题出现。刘禹锡总结的这些中药炮制方法沿用至今，是我国医药学宝库中的一个重要组成部分。

刘禹锡在治病方面，讲求实效，不固守古法。他通过阅读薛郎中的“奇方十通”⑥，再结合自己丰富的医药知识进行总结，得出“其它立论，率以弭病于将然之先，而以攻治为后”的结论，其他论述，大都亦是阐述要以预防为主，以治疗在后。接着，刘禹锡对世人不注意保养、听天由命的错误观念进行了批判：

“常思世人居平不读一方，病则委千金于庸夫之手，至于甚殆，而曰不幸。岂真不幸邪？甚者，或乘少壮之气，笑人言医，以为非急。昌言曰：‘饴口饱腹，药其如我何！’所承之气，有时而既，于祷神佞佛，遂甘心焉。”

刘禹锡认为，一般人平时不读医书，不学习医学知识，病了就把贵重的生命交给庸医治疗，等到病情危重时，便说是不幸，难道是真的不幸吗？刘禹锡对迷信天命之人发出质问。他的这段话，具有一定的针对性。他批判了当时社会上一些不注意身体保养之人的错误观念，指出了疾病防治的重要性：生命重在平时的保养。

“万物不可以无法，谓生不由养致，其诬乎！”万物都有自己的法则，认为人的健康不靠保养得来是荒谬的，刘禹锡又一次批判了当时社会上盛行的“听天由命”的意识，也显示出他重视科学的唯物主义自然观。

刘禹锡提出的“率以弭病于将然之先，而以攻治为后”观点，与我国现代医学“防先于治”的医疗方针相吻合，对今天的医疗工作仍有重要的借鉴意义，更显其远见卓识。

此外，刘禹锡还认为，药物既可以治病，也可以致病，只有合理用药，才能达到医疗疾病的目的，“过当则伤和”。

《鉴药》出自刘禹锡所写的《因论》。“鉴”为借鉴或从中引以为戒的意思，文章记录了刘禹锡

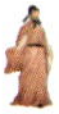

一次看病的亲身经历。

刘禹锡闲居家中，始患病，“食精良弗知其旨”，而慕名求医，初服药即有奇效，服用一月而病愈。但轻信了别人的话，自作主张延加进药，忘记了医师的告诫：“然中有毒，须其疾瘳而止，过当则伤和，是以微其剂也。”

药中有毒，所用剂量必须适当，病好了就不能再吃，吃过了量就会伤害身体。刘禹锡却没有遵医嘱停药，反而继续服用，以致药的毒性发作，周身胀痛，如同疟疾发作。后经医师“促和镯毒者投之”，“乃复初”。最后刘禹锡悟出：“善哉医乎！用毒以攻疹，用和以安神，易则两踬，明矣。”

他明白了一个道理：用“毒”治疗疾病，用和解之药安定心神，两者不可改易，否则就会出问题。治病和安神，问题不同，解决的办法便不能一样。治病用毒药，安神用和药，如果药用反了，就会带来不良效果。刘禹锡道出了毒药和良药的辨证之理，同一物既可治病，又可伤人，一切皆在是否掌握适度。

刘禹锡讲述此故事的目的在于阐明治病用药必须剂量适中，为了治病和保持健康，应该懂得节制与宣泄的原则，不应在未区分药物性能是否与疾病相符的情况下乱用药，否则会危及人的健康。这种“过当则伤和”的“度”的思想，正是中医治病的传统原则，蕴含着古代朴素的辨证法。

集方治病救人，用药简便廉效

贞元二十一年（805 年），“永贞革新”失败后，刘禹锡被贬，开始他长达 23 年的贬谪生涯——辗转朗州、连州、夔州、和州等州郡。

据文献可知，刘禹锡长期在鄂湘一带生活，而其地气候潮湿，瘴气严重。正如他诗中所言“邑邑何邑邑，长沙地卑湿”[7]，“南国异气候，火旻尚昏霾。瘴烟跕飞羽，沴气伤百骸”[8]，湿热的气候让他深感不适，弱体难支，他不得不经常“看方理病源”[9]，自己诊断用药。后来他还编著《传信方》一书，实属“久病成医”。

元和十年（815 年）六月，刘禹锡在连州担任刺史。当时，连州出现了“罕罹呕泄之患”[10]的疾疫。刘禹锡心急如焚，向好友湖南道州刺史薛景晦和广西柳州刺史柳宗元求教，请求他们寄来药方，为百姓治病。

当时柳宗元在广西柳州担任刺史，因水土不服，生过三场大病，经当地名医传授偏方，三次治疗得当，得以起死回生。他结合自身的治疗实践，亲自编纂了《柳柳州救三死方》，寄给时在连州的好友刘禹锡。据《柳柳州救三死方》的记载，三个方子分别是“屎壳郎治疖子”“杉木汤治脚气”“童尿加盐治霍乱”。

元和十三年（818 年），薛景晦将自己所作的《古今集验方》十卷赠予刘禹锡。刘禹锡根据薛景晦和柳宗元寄来的药方配药发放，连州疫情患者服用后逐渐康复，疫情得到有效控制。刘禹锡还请来茶师，把清热润肺的藤婆茶茶叶制成茶饼，发给群众饮用。经历这次连州疫情，刘禹锡更加重视实用医药的研究。

在薛景晦等朋友的鼓励下，爱好医学的刘禹锡编成药剂医书《传信方》两卷，其中搜集整理方剂

50余方。据《中国医学大辞典》：“刘禹锡，字梦得，彭城人，唐贞元间举进士，笃好医方，济人甚众。诏修《本草经方》，集有《传信方》行世。”

关于编著此书的原因，刘禹锡在其《传信方述》中作了交代：

“余为连州四年，江华守河东薛景晦以所著《古今集验方》十通为赠。其志在于拯物，余故申之以书。异日，景晦复寄声相谢，且咨所以补前方之阙。医拯道贵广，庸可以学浅为辞？遂于箧中得已试者五十余方，用塞长者之问。皆有所自，故以‘传信’为目云。”

《传信方》所收方剂，从内容上看，均为历代医家的秘方、良方和民间验方，有的是刘禹锡亲自试用有效的，每方皆有依据。书中引用古人的方剂较多，一方面与刘禹锡从小阅读医药书籍、博览群书有关；另一方面也与书名“传信”有关。他将古代流传下来可信的、疗效突出的、简便易行的药方收集到一起，然后再总结升华。为证明“传信”这一点，他在编写药方时，医论在前，后附以验案，一个个真实的案例，也增强了医书的可读性。

刘禹锡尤其留意“一物足了病者”之单方，他验方治病，总结前人经验良方，然后用他们的良方亲自进行临床验证。唐代《太宗实录》云：“贞观中，上以气痢久未瘥，服名医药不应，因诏访求其方。有卫士进黄牛乳煎荜拨方，御用有效。”刘禹锡《传信方》中的治虚冷久痢方记其事云：“后累试于虚冷者必效。”

刘禹锡重视群众防治疾病的经验，他的《传信方》也收录了来源于民间的验方，或者是经过他亲身检验有效的常用良方。这些药方有的被刘禹锡本人使用和实践过，有的被推荐给其他病人首先临床使用，进而仔细观察和研究，若疗效符合预期，再作出进一步的结论。

比如，用芦荟治疗湿癣，是他少年时代从楚州卖药摊上学到的。《传信方》中“治湿癣方”记载：“余少年曾患癣，初在颈项间，后延上左耳，遂成湿疮。用斑猫、狗胆、桃根等诸药，徒令蜇蠚，其疮转盛。偶于楚州，卖药人教用卢会一两研，炙甘草半两末，相和令匀，先以温浆水洗癣，乃用旧干帛子拭干，便以二味合和傅之，立干便差，神效。”之后，刘禹锡予以总结再进行推荐。

又如《证类本草》卷二十二《蜣螂》引《唐刘禹锡纂柳州救三死方》:《治霍乱盐汤方》《治疔疮方》《治脚气方》，这三个药方，均经柳宗元亲自试验，皆有特效，柳宗元写信告诉刘禹锡，刘禹锡记录在其书中。

《传信方》一书，共收集了50多个方剂，在疗治范围上，牵涉相当广泛，涵盖了内、外、妇、儿、口腔、眼科等多科疾病，其中所涉及的疾病，都是当时的常见病。

《传信方》中的方剂，除了涉及临床各科，兼录急救内容，方中所用的药物还具有“简、便、廉、效”的特点，所用的药物都是野地遍有的，不用花钱或花极少钱就能得到，实用性很强。《传信方》将重视普通药物与简单易行的治疗方法相结合，如用芦荟治湿癣，以大蓝汁加雄黄治蜘蛛咬伤，以大豆、生姜治腹胀等，简单易行，利于群众掌握使用，不仅让连州人民受益，还惠及八方百姓。

同时，《传信方》撰方简便、选药价廉易得的特点，对劳动人民甚为有利，这也与他所说“一物足以疗病”的观点有关。在这个观点的指导下，单味药方剂倍受刘禹锡的青睐。据考证，《传信方》原书收录的单味药方剂有23张之多。

单味药方剂，虽然有其简便价廉的优点，但疾病复杂多变，往往不是单味药便能治愈的。随着医学的日趋发展，人们对疾病本质的认识深化、本草学的内容不断充实，单味方剂逐渐逊色于复方。单味药方剂的大量应用，带有明显的医学起源的痕迹。

千年单方凝聚中医智慧，书中很多方剂至今看来仍不无道理。《传信方》所载方剂数量不大，但所出现的剂型却不少，共收载剂型十多种，如散剂、汤剂、膏剂、丸剂等，还有数方因叙述不清而致不能辨别剂型，如“地黄冷淘”“疗疗方”等。每方均制作简便，迅速可成。刘禹锡虽不是医学家，但其所记方剂基本均是临床有效者，部分甚至是治疗自身疾病的效方，故对临床用药有一定的指导意义。

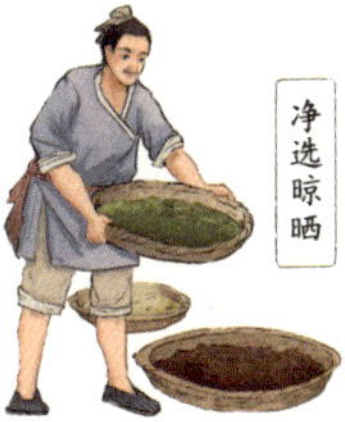

净选晾晒

切药

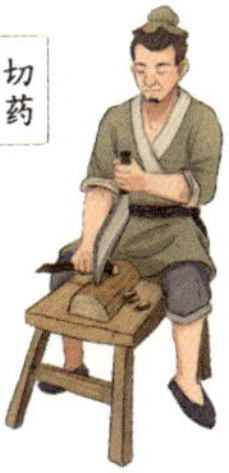

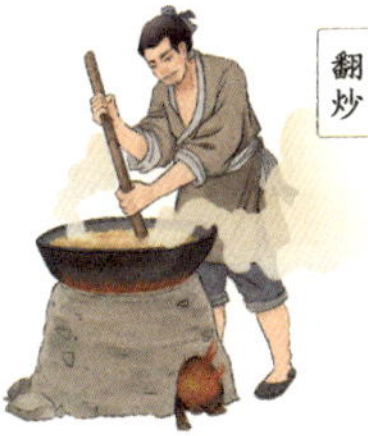

翻炒

碾药配药

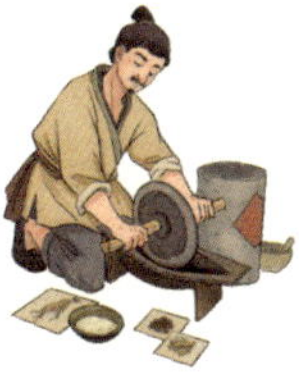

熬药

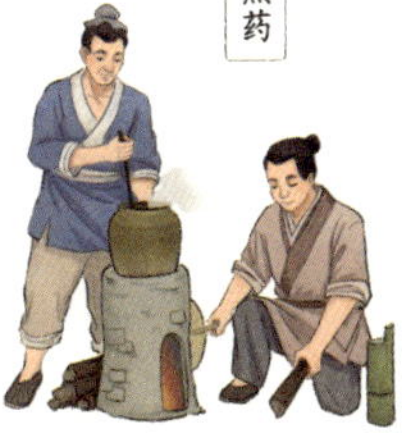

“治痰嗽咽喉不利，含三数枚殊胜。”刘禹锡在《传信方》记载其曾患湿热痢疾，久治不愈，最终用诃梨勒治好了。据专家解读，方中所用是诃子的未成熟果实，也即《中华人民共和国药典》收载的西青果，以往由尼泊尔进口，经西藏运销各地，所以别名“藏青果”，具有清热生津的作用。如今的西青果颗粒（藏青果颗粒）是治疗慢性咽炎的常用药。书中还记载了以海桐皮、牛膝、生地黄等药材治腰膝痛的单方，现代中医在治疗寒湿痹阻型腰痛（腰椎间盘突出症、腰肌劳损）时，所使用的药方与该方（治腰膝痛不可忍方）有异曲同工之妙，所用药材也包括海桐皮、牛膝、杜仲等。

另外，《传信方》收录的验方具有较高的临床价值，加之叙述严谨，言语生动，所以倍受历代医家推崇。古人的方书对《传信方》里的药剂也屡有引用。如宋代著名的《图经本草》《证类本草》《苏沈良方》及明代《本草纲目》等医籍，都抄录了《传信方》中的药剂。甚至有的验方还被日本的《医心方》、朝鲜的《东医宝鉴》等书所收藏，其影响扩散到东亚，为中外医药交流作出贡献。可惜的是，刘禹锡的《传信方》，虽然受到推崇，但这部著作，自元以后，即告散佚。

明代以后的医学著作，屡有引及《传信方》，俱从唐宋方书辗转传抄而来。冯汉镛先生《传信方集释》一书，从各家著述中搜抉钩稽，并作了必要的考证，对于研究《传信方》一书很有用处。

【注释】

①荣卫：即营卫，指营气与卫气。荣，通“营”。

②百骸：指人的各种骨骼或全身。

③九窍：指人体的两眼、两耳、两鼻孔、口、前阴尿道和后阴肛门。

④《柳宗元集》卷三十一《答刘禹锡 < 天论 > 书》

⑤《刘禹锡集》卷二十九《赠眼医婆罗门僧》

⑥《刘禹锡集》卷十《答道州薛郎中论方书书》

⑦《谪居悼往二首·其一》

⑧《卧病闻常山旋师策勋宥过王泽大洽因寄李六侍郎》

⑨《刘禹锡集》卷二十二《武陵书怀五十韵》

⑩《刘禹锡集》卷九《连州刺史厅壁记》

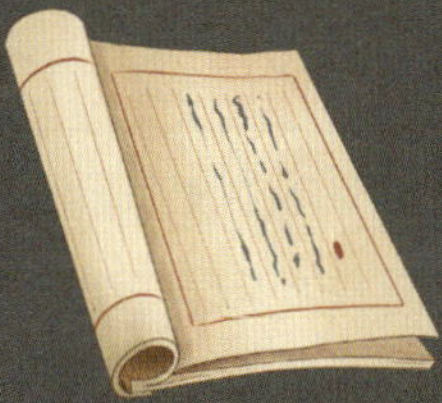

下篇

《传信方》新解

解方专家

林杰茹：清远市人民医院住院药房组长，副主任中药师。主要从事医院药事管理与中西药物临床用药安全等工作，擅长运用中医理论和现代药理知识挖掘中西药临床应用中的不良反应信号等。

黄海珍：清远市人民医院中医科副主任医师，广东省中医药学会会员，广东省中医药学会综合医院中医药工作委员会委员。

甘国兴：清远市中医院鲜药制剂工程技术研究开发中心办公室副主任，广州中医药大学兼职副教授，中华中医药学会炮制分会青年委员，清远市中医药学会中药专业委员会秘书长。

唐明哲：清远市人民医院中医综合科医师，广州医科大学第六临床学院中医学教研室负责人，中华中医药学会方剂学分会委员。

岳红梅：清远市人民医院院长助理，副主任医师。长期从事中医临床、健康管理工作，提倡辨证论治、整体治疗、饮食调控，主张未病先防、既病防变的“治未病”思想，擅长运用中医特色疗法结合系统健康管理，综合治疗多种急慢性疾病。

周国彦：清远市中医院煎药室负责人、主管中药师，广东省药学会医院制剂委员会专家委员，广东省中药协会中药饮片溯源供应及智能化调剂专业委员会委员。

李娟：清远市中医院普外科主治医师，广东省保健协会健康与养生研究分会委员。坚持中西医结合治疗普外科疾病，采用专方、专药治疗围手术期疾病，擅长术后调理及慢性病、亚健康状态的治疗。

蔡松穆：北京中医药大学中医诊断学博士。擅长结合“五运六气”等实践医学，针药并用，治疗各式急慢性疼痛、心脑血管疾病、神经系统疾病、泌尿系统疾病、睡眠情绪障碍。

赵玉军：英德市中医院基层指导科主任、副主任中医师，清远市紧缺适用高层次人才，广东省中医药学会肿瘤专业委员会委员。

黄子亮：清远市人民医院中医科负责人、主任中医师，清远市中医药学会常务理事。在治疗内科杂病等方面有丰富的临床经验，善于运用古中医理论、六经辨证指导临床诊治，尤其在治疗一些疑难杂重病方面有独特的见解。

（排名不分先后）

疗热厥[1]方

【古方原文】

疗暴中风[2]，用紧细牛蒡根[3]，取时须避风，以竹刀或荆刀刮去土，用生布拭了，捣绞取汁一大升，和灼然好蜜四大合，温分为两服，每服相去五六里，初服得汗，汗出便差。

此方得之岳鄂郑中丞，郑顷年至颍阳，因食一顿热肉，便中暴风。外甥卢氏为颍阳尉，有此方，当时便服，得汗随差，神效。

（《证类本草》[4]卷九）

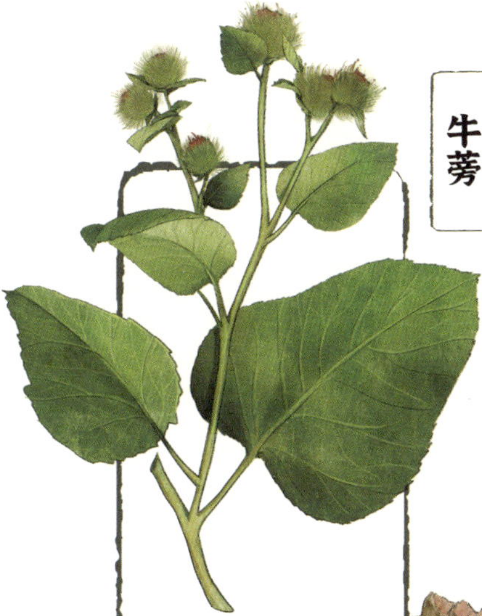

牛蒡

菊科植物

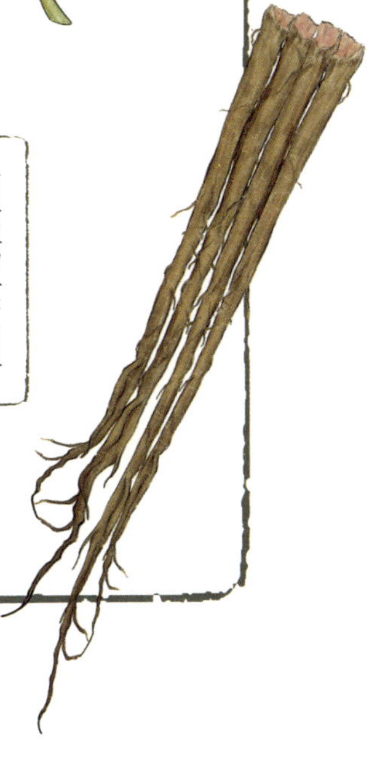

牛蒡根

菊科植物牛蒡的根

解方专家

林杰茹

【古方新读】

厥证，临床上以突然发生一时性昏倒，不省人事，或伴有四肢逆冷为主要症状，是一种急性病证。轻者短时间内即可苏醒，重者一厥不醒，预后不良。

此疾病名称最早见于《黄帝内经》[5]，后世《伤寒论》在此基础上，将厥证分为寒厥、热厥、痰厥、血厥等，其中热厥总结表现为内真热外假寒之证，虽见手足厥冷，但里热亦胜，治疗思路为“厥应下之”。

刘禹锡疗热厥方，用大量新鲜牛蒡根，捣绞取汁，取其清热解毒、解里热的功效；因担心其苦寒伤胃，故添加蜂蜜共煮热后服用，和中润燥，润肠通便。刚开始须隔40—60 分钟左右服用，服用后汗出热解，方能病愈。

牛蒡根，又称恶实根、鼠粘根、牛菜。现代药理研究发现，新鲜的牛蒡根提取物中含绿原酸、异绿原酸等多种多酚物质，以及槲皮素等黄酮醇类化合物，具有显著降低总胆固醇、甘油三酯水平，降血脂及抗动脉粥样硬化的作用。

牛蒡根含氨基酸种类较为丰富，其中又以天冬氨酸和精氨酸的含量相对较高。研究表明，精氨酸在体内参与鸟氨酸循环，促进尿素的形成，促使体内产生的氨，经过鸟氨酸循环转变成无毒的尿素，从尿中排出，从而降低血氨浓度。

牛蒡根含大量的水溶性膳食纤维如菊糖和不溶性膳食纤维，能促进肠道蠕动排便，正与“通下法”的治疗原则相呼应。

治厥证宜服用大剂量新鲜的牛蒡根原汁液，其多酚类和黄酮类成分能降血脂从而改善血液黏稠度，改善“暴中风”的症状；氨基酸能降低血氨浓度，配合膳食纤维和蜂蜜可以通便润肠，促使热厥“昏”者苏醒，显现“神效”。

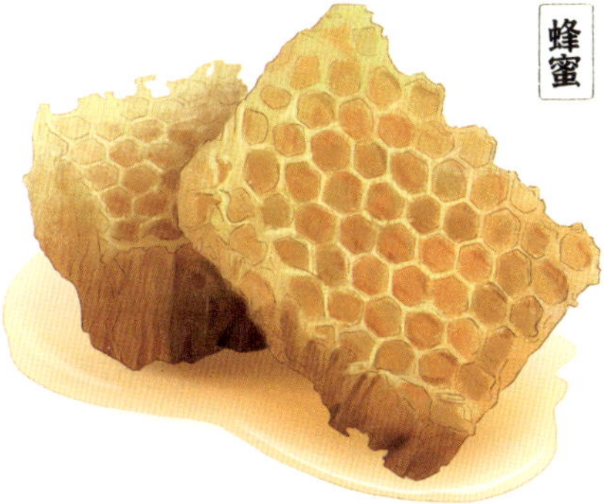
蜂蜜

【古方传承】

在唐以前，对于厥证有较为深入理解的当属汉代张仲景所著《伤寒杂病论》。该书对于热厥病机、病症以及所遵循的六经用药规律的认识，一直为后世医家所推崇。张仲景曾有“厥者必发热，前热者后必厥”的论断，认为由热到厥是一个发展过程；治疗时辨明其真热假寒，以清热、解郁、攻下等法，分别有经典方白虎汤辛寒清热，四逆汤舒肝清热、理脾胃，小承气汤泻热通便、消滞除满。

由此推测，刘禹锡该疗热厥方，得于其友人，治疗原则参考《伤寒杂病论》，其方剂应是源于民间验方。

【古方今用】

牛蒡根，由于其在改善血脂、对抗动脉粥样硬化和延缓衰老等方面具有良好效果，所含纤维又可通便防止便秘，药食同源，而被广大百姓所接受。广东等南方地区，常取适量煲汤饮用，保健养生。

牛蒡子，为牛蒡的成熟果实，其辛、苦、寒，有利于疏散风热，宣肺透疹，常用于风热感冒、咳嗽痰多、麻疹、咽喉肿痛等。该药常用的成方制剂有风热感冒颗粒、银翘解毒丸、甘桔清咽颗粒、利咽解毒颗粒等，临床使用应根据具体症状在中医理论指导下正确选择药物。

【注释】

①热厥：指外感热邪，内伏而阳气郁遏不能通达顺畅，以身体发热、手足厥冷等症状为主，属于实证范围。

②暴中风：指突然昏倒。唐代以前医家并未对厥证和中风系统分类，古时有“风为百病之长”一说。因与中风出现的神志不清昏迷症状相似，文中遂以中风名之，非真正的中风。

③牛蒡根：味苦，性寒，入脾、肺经，有疏风散热、解毒消肿之功。

④《证类本草》：原名《经史证类备急本草》，北宋著名药学家唐慎微编著，在李时珍《本草纲目》刊行前500年间，被视作研究中国本草的范本。

⑤《黄帝内经》：为中国最早的医学典籍，盖战国晚期作品，经汉代增益和改编。

李亚治一切嗽及上气者方

【古方原文】

用干姜须是合州至好者。皂荚[1]炮去皮子取肥大无孔者。桂心紫色辛辣者，削去皮。三物并别捣下筛了，各秤等分，多少任意，和合后，更捣筛一遍，炼白蜜和搜，又捣一二千杵，每饮服三丸，丸稍加大如梧子[2]，不限食之先后，嗽发即服。日三五服。禁食葱油咸腥热面，其效如神。

（《证类本草》卷八）

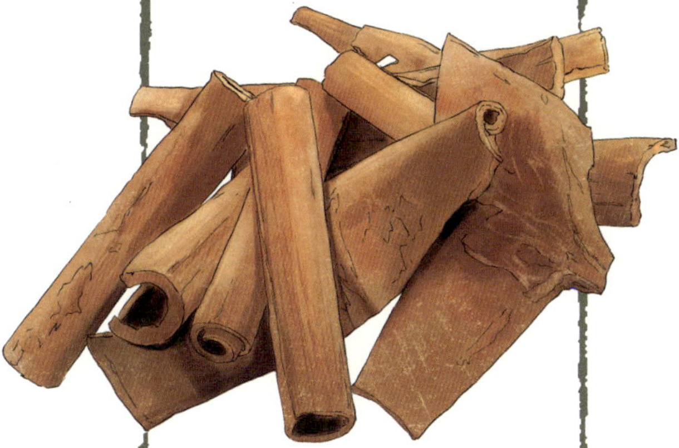

桂心

樟科植物

解方专家
黄子亮

【古方新读】

该方主治症候只描述了咳嗽、上气两种表现，没有更多关于中医四诊[③]的资料，但从药方组成（干姜、皂荚、桂心）可以看出该方主要功效应为治疗内伤咳嗽，症型为脾肾阳虚、寒痰阻肺、肺气不降，表现为咳嗽、上气。咳嗽与外邪侵袭及脏腑功能失调有关。内伤咳嗽多属邪实与正虚并见。痰湿犯肺者，多因脾失健运，水谷不能化为精微上输以养肺，反而聚为痰浊，上贮于肺，肺气壅塞，上逆为咳。若病久，肺脾两虚，气不化津，则痰浊更易滋生，此即“脾为生痰之源，肺为贮痰之器”。甚者病延及肾，肾不纳气，由咳至喘。

方药中的干姜有温中散寒、回阳通脉、温肺化饮的功效。可用于寒饮咳喘、形寒背冷、痰多清稀之证；亦可温中散寒，健运脾阳。

皂荚的主要功效是祛顽痰、止咳、通窍开闭、祛风杀虫。可用于顽痰阻肺、咳喘痰多之证。本品辛能通利气道，咸能软化胶结之痰，故用治咳逆上气、时吐稠痰、难以平卧者。

桂心是肉桂的一种。其主要功效是补火助阳、散寒止痛、温经通脉，可用于肾阳衰弱的阳痿宫冷、虚喘心悸、心腹冷痛、寒疝作痛等等。

三药合用具有温脾肾、止咳化痰、降逆平喘等功效，适用于有内伤虚寒咳嗽表现者。但这三味药，性均辛温，对于外感风热或痰热实证引起的咳嗽，是不适合的；如果误用的话，症状反而加重。因此，对“本方能治一切咳”应辨证分析，要药时须辨别药性的寒热，对症施治。

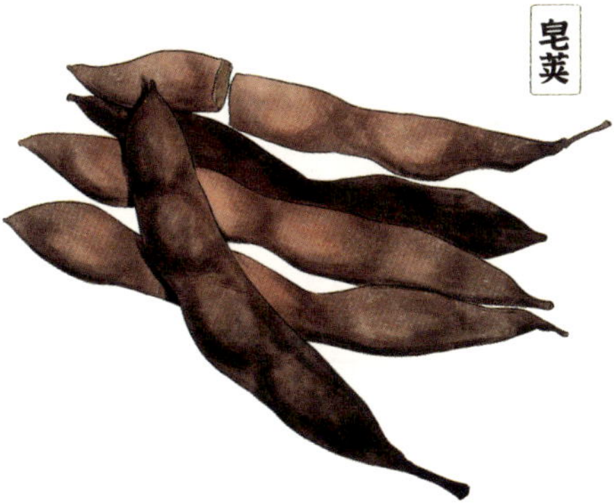

【古方传承】

用干姜、桂心、皂荚三药治咳一方，又见于《肘后备急方》[④]卷三和《外台秘要》[⑤]卷九，称为华佗五嗽丸方，即：气嗽，表现为咳不大声、乏力、精神不振；饮嗽，指有痰饮积聚，影响呼吸；燥嗽，表现为咳嗽痰少、声音嘶哑、烦渴、大便秘涩，肌肤枯燥；冷嗽，表现为咳嗽声音大、咽痒、怕冷无汗、头痛或发热，甚至喘得厉害；邪嗽，除了咳嗽，还有发热口渴或性格急躁等表现。李亚所用治嗽的这一处方，当是源于中国第一部临床急救手册《肘后备急方》。

【古方今用】

干姜在中药领域应用广泛。在治疗内伤咳嗽，尤其是偏虚寒咳嗽时很常见。针对脾肾阳虚、寒痰阻肺，现代中医在治疗时，所使用的药方与该方有异曲同工之妙。

现代常用药方为：制附子、干姜、炙甘草、白术、茯苓、党参、山茱萸、五味子、白芍、杏仁、紫菀，针对症状辨证加减。

【注释】

①皂荚：皂角、鸡栖子为豆科落叶乔木，皂荚树的荚果、种子、枝刺等均可入药。

②梧子：梧桐的果实，味甘，性平，无毒。

③四诊：望、闻、问、切四种诊病方法的总称。

④《肘后备急方》：东晋葛洪著，原名《肘后救卒方》，简称《肘后方》，是中国第一部临床急救手册。

⑤《外台秘要》：又名《外台秘要方》，是由唐代王焘辑录而成的综合性医书。

干姜

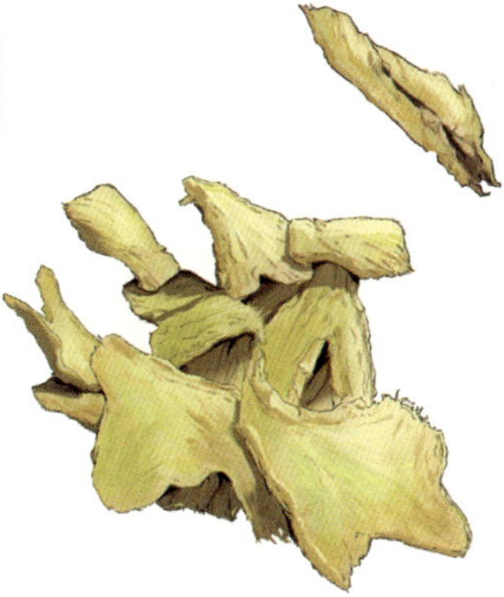

治痰嗽咽喉不利方

【古方原文】

呵梨勒[7]其子未熟时，风飘堕者，谓之随风子，暴干收之，彼人尤珍贵，益小者益佳，治痰嗽咽喉不利，含三数枚殊胜。

（《证类本草》卷十四）

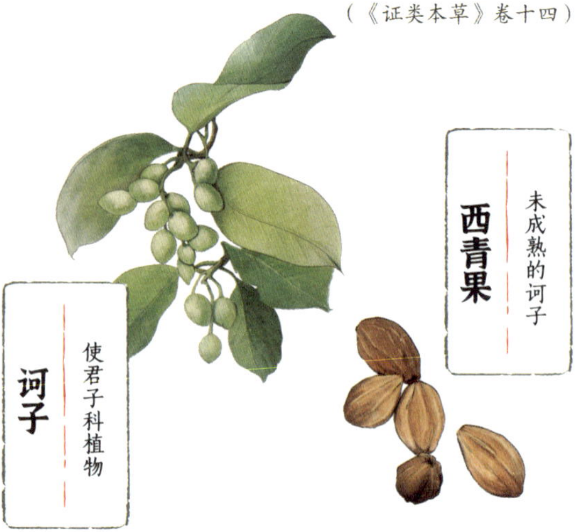

解方专家
甘国兴

【古方新读】

方中所说的“呵梨勒”，是使君子科植物诃子。方中所用是诃子的未成熟果实，即《中华人民共和国药典》收载的“西青果”，以往由尼泊尔进口，经西藏运销各地，所以别名“藏青果”，如今在广东、广西、云南等地都有栽培。

西青果苦、酸、涩，平；归肺、大肠经；具有清热生津解毒的功效，可用于治疗阴虚白喉。痰嗽咽喉不利，说明是痰热互结或阴虚内热，而西青果具有清热生津的作用，所以可以治疗痰嗽咽喉不利，含服可以直达病所，而且可以延长作用时间，效果比较好。如今的西青果颗粒（藏青果颗粒）也是治疗慢性咽炎的常用药。至于诃子树，则是一种常绿乔木，高达 20 多米，叶互生或近对生。核果椭圆形或近卵形，形如橄榄，熟时黑色。

【古方传承】

《本草纲目》卷三十五引《经验方》称，以诃子治久咳，乃“连州成密方也”。刘禹锡曾被贬连州，“治痰嗽咽喉不利方”应为刘禹锡在连州时所得。

关于诃梨勒，刘禹锡还记载了“治久痢方”“治目赤痛方”等用途，这些药方的获得方式也有所不同。刘禹锡《传信方》明确记载：“予曾苦赤白下[②]，诸药服遍，久不瘥，转为白脓。令狐将军传此法，用呵梨勒三枚，上好者……”令狐将军，即令狐楚，为刘禹锡好友，二人诗文互有唱和，“治痰嗽咽喉不利方”“治久痢方”或均为令狐楚相赠。

《传信方》还记载了诃梨勒的另一用途：“取呵梨勒入白蜜，研注目中，治风赤涩痛，神良。”刘禹锡曾作诗《赠眼医婆罗门僧》，提及婆罗门僧帮助自己治眼疾。由于以前中国不产诃梨勒，其主要产地在印度、缅甸等地，后世考证这个“治目赤痛方”可能就是为刘禹锡医治眼病的婆罗门僧所传。

诃梨勒被载入多部医学著作。《饮片新参》：治阴虚白喉，杀虫生津。《高原中草药治疗手册》：清热生津，解毒涩肠。治肺炎，痢疾，阴虚白喉。解乌头毒。

【古方今用】

西青果可搭配药材作为日常养生泡饮的凉茶，对抽烟喝酒熬夜上火人士有较好功效。西青果3—5个，搭配石斛3克、西洋参3—6克、枸杞子5—10克，无须特别加工，可直接用热开水浸泡20分钟左右饮用，喝完还可以往里面再加热开水浸泡饮用。若想药效发挥更快，可如泡茶般先煮3—5分钟，再开始浸泡。部分体质寒凉的女士，用此方时可将西洋参换成五指毛桃10克，有益气养阴生津之效。

【注释】

①呵梨勒：今写作“诃梨勒”，通常称之为“诃子”。

②赤白下：属于湿热痢疾。

疗赤白痢如鹅鸭肝方

【古方原文】

黄芩、黄连各八分。

上二味以水二升，煎取一升，分二服。

（《医心方》[①]卷十一）

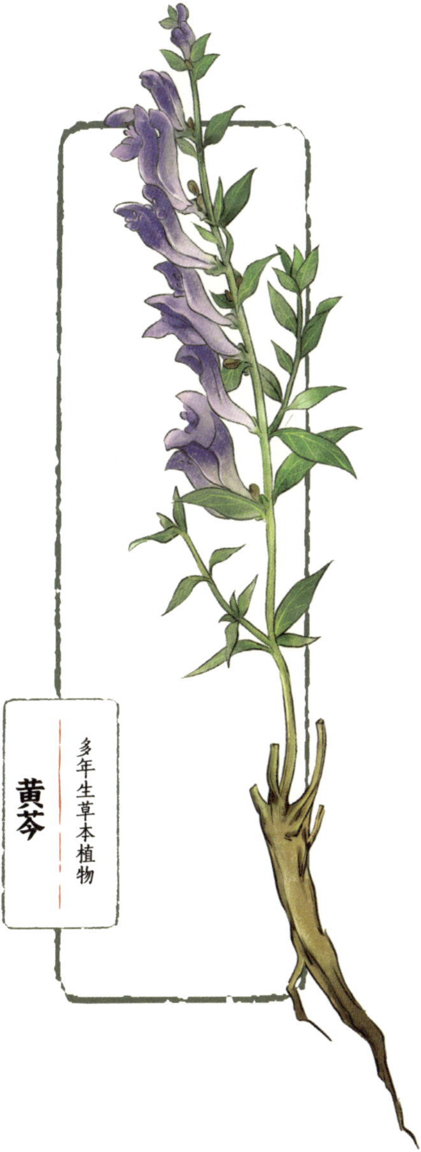
黄芩
多年生草本植物

解方专家

岳红梅

【古方新读】

“疗赤白痢如鹅鸭肝方”通俗易懂。赤白痢是由暑湿疫毒之邪侵袭肠胃致使湿热郁蒸、气血阻滞，与暑湿疫毒相搏，化为脓血的一种痢疾证，“如鹅鸭肝”生动形象地描述了此方治疗后的下痢呈夹血色黑赤有瘀状。

赤白痢的主要症状是腹痛、里急后重、下痢赤白相杂、肛门灼热、小便短赤、苔腻微黄、脉滑数。该方用药精简，仅用黄芩、黄连两味中药各八分。黄芩苦寒，归肺、胆、脾、大肠、小肠经，能泻实火、除湿热、止血、安胎；黄连苦寒，归心、脾、胃、肝、胆、大肠经，泻火，燥湿，解毒，杀虫。两药合用，相辅相成，共凑清热燥湿、解毒止痢之功。

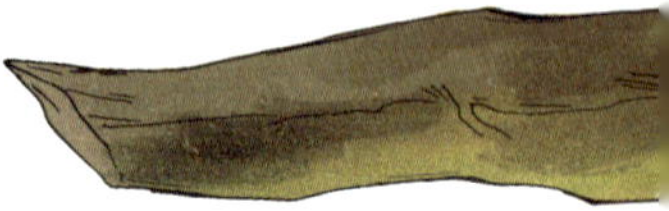

【古方传承】

芩连搭配，一直是古方配伍中的经典。《圣济总录》[②]卷七十五载黄连汤，“治蛊毒痢。如鹅鸭肝，腹痛不可忍”。《普济方》[③]中有一味黄连汤，黄连、黄芩、栀子仁、阿胶为粗末，治疗伤寒热病愈后，下痢脓血不止。《伤寒杂病论》[④]之《金匮要略》载有泻心汤，大黄、黄芩、黄连并用，泻火燥湿。

《伤寒论》也是善用芩连的典范：葛根芩连汤解表清里，葛根解表退热、升脾胃清阳之气而治下痢为君，黄连、黄芩清热燥湿、厚肠止痢为臣，甘草甘缓和中、调和诸药为佐，临床常用于治疗急性肠炎、细菌性痢疾、肠伤寒、胃肠型感冒等表证未解、里热甚者。“心中烦，不得卧”时可用黄连阿胶汤，黄芩配上黄连除烦热疗效卓著。

黄芩

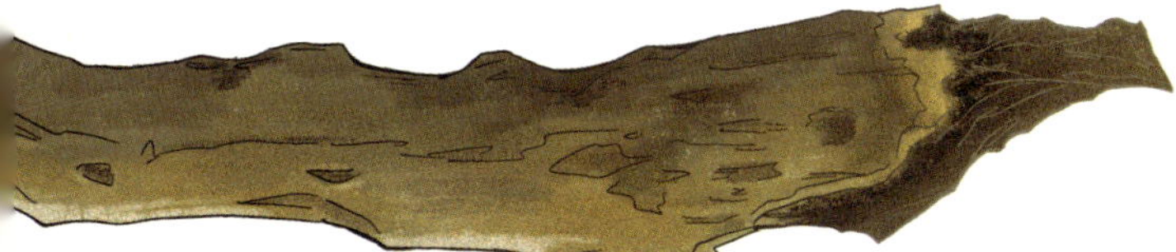

【古方今用】

中医讲究辨证论治，证同治同，故出现“一病多治、多病一治”。黄连、黄芩配伍可以清热燥湿、泻火解毒，不仅是非常好的止利良方，还可以用治上、中焦火热炽盛的高热神昏、烦躁、目赤肿痛、口舌生疮、牙龈肿痛、吐衄出血、热毒痈肿疔疮，及湿热的脘腹痞满等等。

中医学的痢疾与西医学的痢疾病名相同，部分临床表现一致，包含细菌性痢疾、阿米巴痢疾，以及似痢非痢的疾病，如非特异性溃疡性结肠炎、局限性肠炎、结肠直肠恶性肿瘤等，均可通过辨证论治加减来治疗。

上述药方中，“黄芩、黄连各八分”，一分约 0.3 克，八分为 2.4 克，现代中医施治中用量有所增加，从 2.4 克增加到 9—10 克。在煎煮方面也有不同，药方记载的是从两碗熬成一碗，如今煎煮时一般加水没过两横指即可。由于药方味苦、寒凉，应用中还可以针对不同人的体质适量搭配人参、干姜、大枣等。

【注释】

①《医心方》：成书于公元984年，为日本著名医家丹波康赖用汉文所撰，此书引录两百余种隋唐以前的中医典籍及经史子集等相关文献，为日本现存最古老的医书，被称为“日本方书的府库”。

②《圣济总录》：又名《政和圣济总录》，宋徽宗时朝廷组织人员编纂，成书于政和年间（1111—1118年）。内容有运气、叙例、治法及临床各科病证证治，包括内、外、妇、儿、五官等多科疾病，以及针灸、杂治、养生等。有论有方，录方近二万首，保存了大量的医药理论和经验。

③《普济方》：是我国现存最大的方书，共426卷。明代朱橚、滕硕、刘醇等编于洪武二十三年（1390年）。本书博引历代各家方书，兼采笔记杂说及道藏佛书等，汇辑古今医方，包括方脉、药性、运气、伤寒、杂病、妇科、儿科、针灸及本草等多方面内容。

④《伤寒杂病论》：作者张仲景，成书于东汉末年，在流传的过程中，后人整理编纂时将其中外感热病的内容结集为《伤寒论》，将主要论述内科杂病的部分，命名为《金匮要略》。

治一切痢[1]神效方

【古方原文】

黄连二两半，黄柏一两半，羚羊角半两，茯苓半两，上四味为散，蜜和丸，用姜蜜汤下。

（《医心方》卷十一）

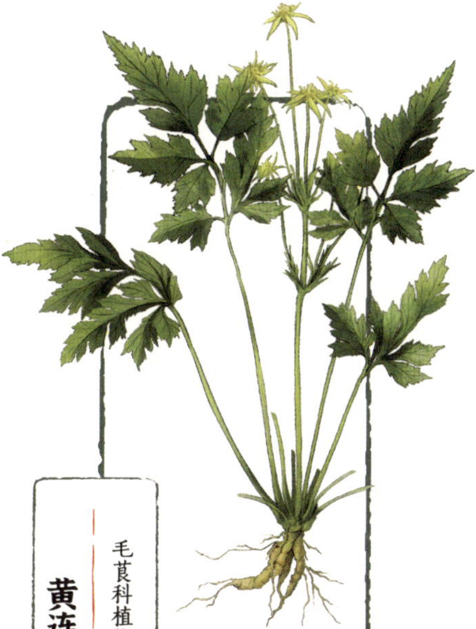

黄连

毛茛科植物根茎

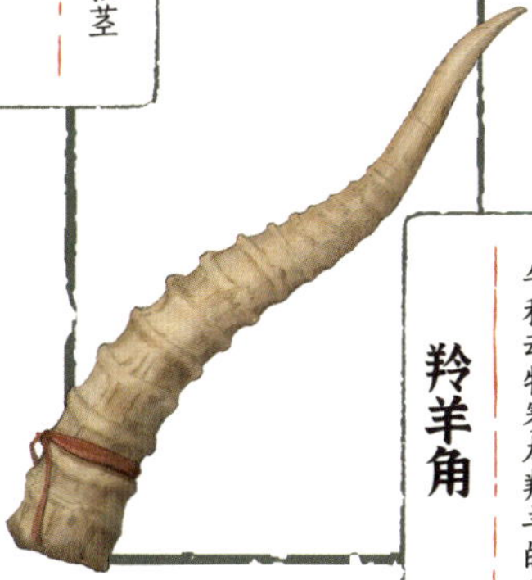

羚羊角

牛科动物赛加羚羊的角

解方专家
林杰茹

【古方新读】

痢疾，多见“腹痛、里急后重、下痢赤白脓血”，好发于夏秋季节。西医学上的细菌性痢疾、阿米巴痢疾、溃疡性结肠炎等大多属于本病的范畴。

连州，地处五岭南麓、北江支流连江上游，人口稀少，气候湿热。彼时刘禹锡被贬职于此，视连州为“瘴疠弥漫、野兽布厉之地”。“瘴疠”即今多发于热带或亚热带潮湿地区的恶性疟疾、细菌性痢疾等具有传染性的疾病。

结合背景及组方黄连、黄柏、羚羊角、茯苓这四味药可以看出，此方剂主要用于治疗热痢和赤白痢[2]，治疗原则为清热解毒、健脾止泻。方中黄连和黄柏药性苦寒，具泻火清热解毒、厚肠止痢之效；佐以羚羊角入肝经，清热凉血，散血解毒，平息肝火，避其太过克制脾土难以健运；茯苓健脾利水渗湿。以上四味成散，炼蜜为丸，和中润燥，生姜汤随服，辛温和中。

四种药物合用，主治热性和湿热型痢疾，清泻上中下焦火，并且凉血解毒，健运脾胃而利水。该方适用于感受暑热或湿热不解者，但不适用于因风寒或气滞痞满而泻痢不止者。

茯苓

多孔菌科真菌干燥菌核

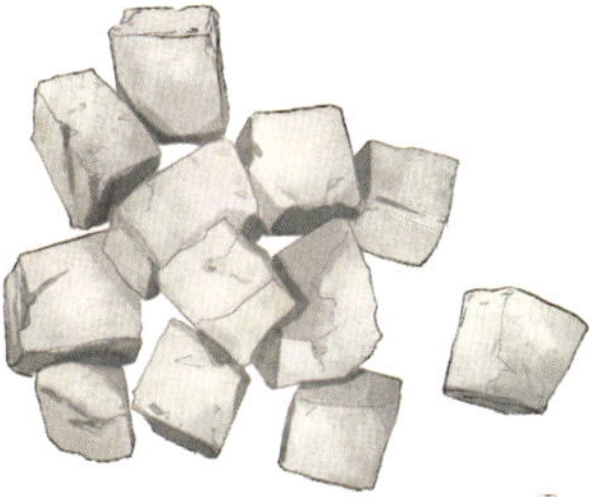

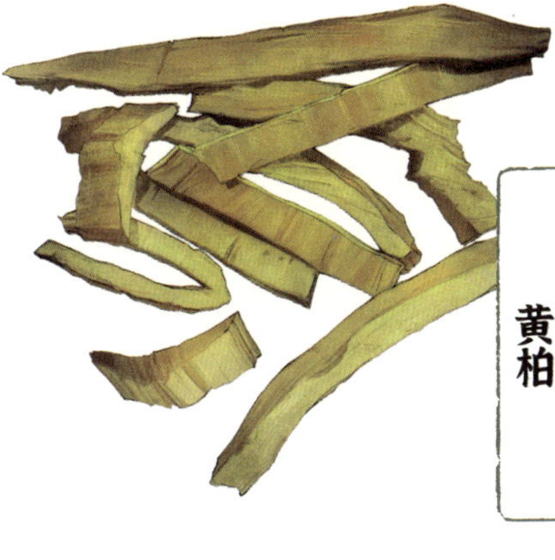

黄柏

芸香科植物树皮

【古方传承】

应用黄连、黄柏治疗痢疾最早载于《神农本草经》[3]，取其苦寒清热燥湿、泻火解毒、厚肠止痢的功效。后世《伤寒杂病论》之《金匮要略》所收载的白头翁汤、乌梅丸等均含黄连、黄柏配对，源于两味要药治疗热痢、寒热错杂痢的显著疗效。日本现存最古老的医书《医心方》，引用过刘禹锡“治一切痢神效方”，其治疗思路应是仿于《金匮要略》，并从当时民间辨证施治的实践经验中衍化。

【古方今用】

现代药理研究表明黄连、黄柏所含的小檗碱具有很强的抗菌功效，能缓解大肠杆菌和痢疾杆菌引起的肠分泌亢进和腹泻症状。黄柏酮能使肠管张力及振幅增强，而黄柏内酯则能使肠管驰缓。

现代常用治疗大肠湿热型胃肠炎的衍化组方有复方黄连素片、黄连胶囊、盐酸小檗碱片等，临床使用必须根据症状在中医理论指导下正确选择药物。

【注释】

①“痢”：为“痢疾”的简称，最早出现于东晋葛洪《肘后备急方》一书。

②赤白痢：湿热型痢疾。

③《神农本草经》：托名神农氏，为众多医家搜集整理总结而成的一本中药学专著，是中医四大经典著作之一，是已知最早的中药学著作。约成书于东汉时期，载药365种。

樗根馄饨法

【古方原文】

治久痢及疳痢。

刘禹锡著“樗根馄饨皮法”，每至立秋前后，即患痢或是水谷痢，兼腰痛等，取樗根一大两，捣筛，以好面捻作馄饨子如皂荚子大，清水煮，每日空腹服十枚，并无禁忌，神良。

（《证类本草》卷十四）

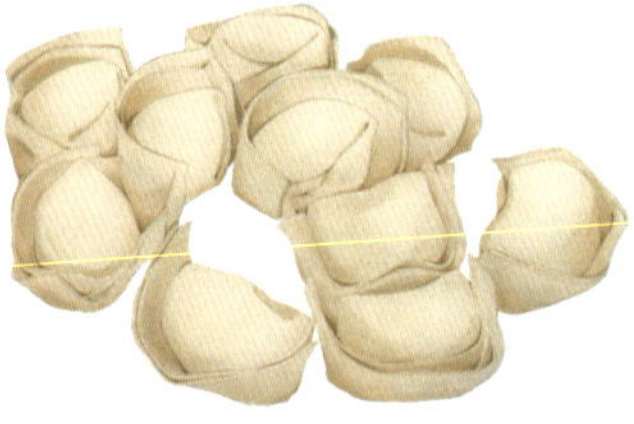

馄饨

解方专家
赵玉军

【古方新读】

此方中的樗根是主药，其用法是用樗根捻面做馄饨皮，馄饨馅和皂荚子一样大，清水煮食。相当于药膳食疗方法，简便有效。

痢疾是一种常见的肠道传染疾病。临床以大便次数增多、腹痛、肛门坠胀、大便不爽、下痢赤白脓血为主要特征。西医学中的细菌性痢疾、阿米巴痢疾、溃疡性结肠炎等属本病范畴。

樗根是苦木科植物臭椿①的根部，现在通行药用一般用根部或内皮，通俗称为“樗根白皮”或者“樗白皮”。樗根性味苦、涩、寒，入胃、大肠经。功能主治：除热，燥湿，涩肠，止血，杀虫。治久痢，久泻，肠风便血，崩漏，带下，遗精，白浊，蛔虫。樗根是治疗泄痢要药，现在临床上应用也比较广。

【古方传承】

樗白皮治疗痢疾最早见于唐代陈藏器的《本草拾遗》:“主赤白久痢，疳虫，去疥匿，主下血。”

樗白皮治疗痢疾历代均有应用，治疗泄痢的方子多有该药。《圣济总录》记载：“如神丸治肠风下血不止，兼医血痢：樗根皮，不以多少，用水净洗锉碎，于透风处挂令干，杵，罗为细末，每称二两，入寒食面一两，搅拌令匀，再罗过，新汲水和丸，如梧桐子大，阴干。每服二十丸，先以水湿药丸令润，后于碟子内用白面滚过，水煮五七沸，倾出，用煮药水放温下，不拘时候服。”

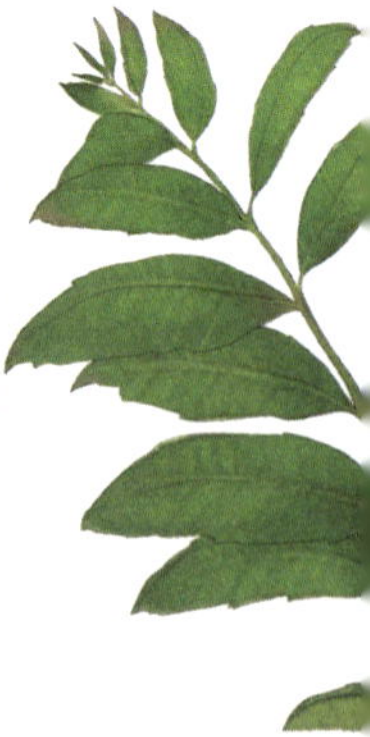

再如《冯氏锦囊秘录》里一个病例：洛阳一妇人，耽饮无度，多食鱼蟹，蓄毒在脏，日夜二三十次，大便脓血杂下，大肠连肛门痛不堪忍，以止血痢药不效，反复发作半年。听人说有个方子叫“人参散”，一服知，二服减，三服脓血皆定，遂常服之而愈。其方治夹热下痢、脓血痛甚、多日不瘥，用樗根白皮一两、人参一两为末，每服二钱，空心米饮，调服，忌油腻、湿面、青菜、果子、甜物、鸡、猪、鱼、羊、蒜、薤等味。

【古方今用】

该方用樗根做面，做成馄饨煮食，治疗立秋前后痢疾，相当于治痢的一个食疗方。目前临床上常用的是樗白皮，且常加入其他清热利湿止痢的药材中和应用，较少单独应用。

治疗湿热下注大肠所致泄痢，常用葛根芩连汤[②]或者芍药汤[③]，加入樗白皮，往往可取得较好的疗效。

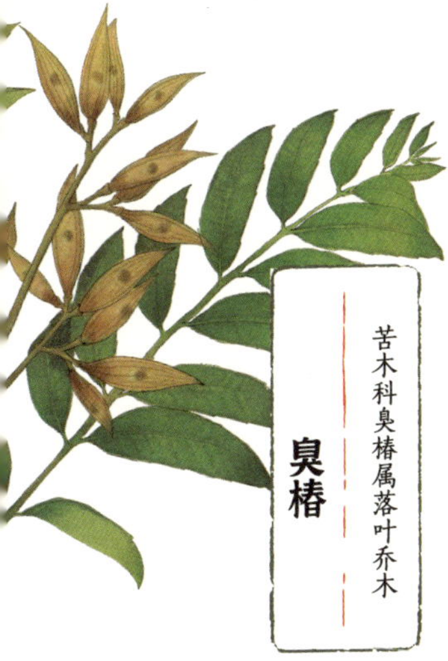

【注释】

①臭椿：苦木科臭椿属落叶乔木，树皮灰色至灰黑色，原名樗，又名椿树和木砻树，因叶基部腺点发散臭味而得名。原产于中国东北部、中部和台湾，生长在气候温和的地带。

②葛根芩连汤：由葛根、炙甘草、黄芩、黄连组成，功效为解表清里，主治协热下利证。

③芍药汤：由芍药、当归、黄连、槟榔、木香、甘草（炒）、大黄、黄芩、官桂组成，功效为和血调气、清热化湿。

治虚冷久痢方

【古方原文】

唐《太宗实录》云：贞观中，上以气痢[1]久未痊，服名医药不应，因诏访求其方，有卫士进黄牛乳[2]煎荜茇[3]方，御用有效。刘禹锡亦记其事云：后累试于虚冷者必效。

（《本草纲目》卷十四）

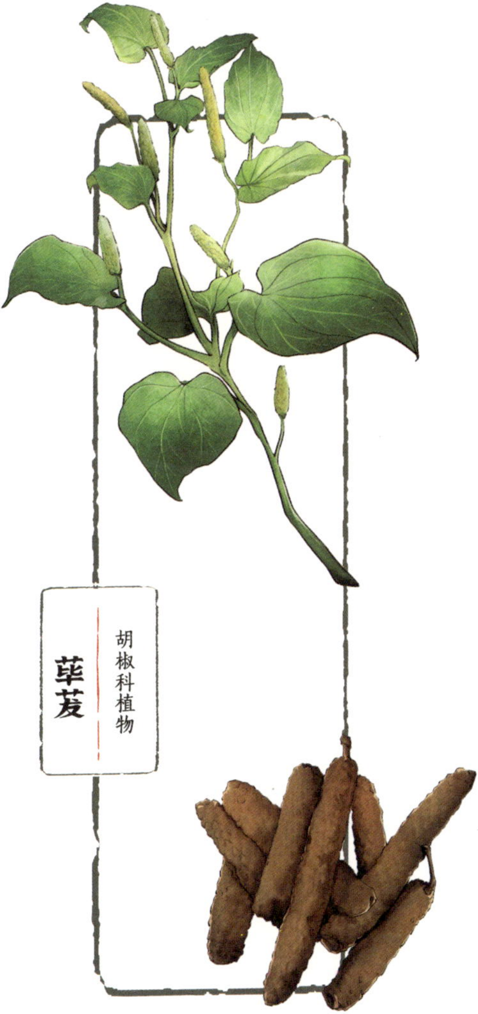

荜茇

胡椒科植物

解方专家

黄海珍

【古方新读】

痢疾，以大便次数增多、腹痛、里急后重为主症，是夏秋季节常见的肠道传染病。张仲景在《伤寒论》和《金匮要略》中将痢疾与泄泻统称为“下利”。宋代严用和《济生方·痢疾论治》正式启用“痢疾”这一病名。

中医内科学将痢疾分型为：湿热痢、疫毒痢、寒湿痢、阴虚痢、虚寒痢、休息痢。治疗原则：热痢清之，寒痢温之，初痢实则通之，久痢虚则补之，寒热交错者清温并用，虚实夹杂者攻补兼施。

本症应属于痢疾中的虚寒痢。本方中提及的“气痢”多由于久泄久痢伤及脾胃，冷气停于肠胃间，致冷热不调引起。虚寒痢一般症见腹部隐痛，缠绵不已，喜按喜温，痢下赤白清稀无腥臭，或为白冻，甚则滑脱不禁，肛门坠胀，便后更甚，形寒畏冷，四肢不温，食少神疲，腰膝酸软，舌淡苔薄白，脉沉细而弱。

牛乳，性微寒，有补虚损、益肺胃、生津润肠之功效；

荜茇，性温热，有温中散寒、下气止痛之功效。一寒一热，使阴阳得到调和，所以适用于此症。

牛乳

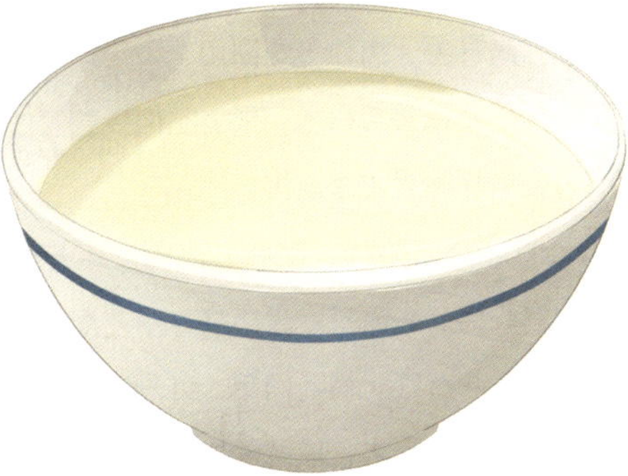

【古方传承】

荜茇在后续诸多医著里多有提及。《本草撮要》记载："功专除胃冷。温中下气，消食祛痰，得牛乳点服，治水泻气痢；得干姜、细辛治牙因寒痛，鼻流青涕，以末吹之甚效。"此外，《本草备要》《医学入门》《本草从新》等对荜茇均有不少篇幅的记载。

【古方今用】

荜茇，有温中散寒、下气止痛的功效。荜茇可单用也可与干姜、高良姜、肉桂等药同用，可治疗胃寒之脘腹冷痛、呕吐。荜茇也常与白术、干姜、肉豆蔻等健脾温中止泻药同用，治疗脾胃虚寒泄泻。

除治脾胃寒证之腹痛、呕吐、泄泻，荜茇亦可治寒凝气滞之胸痹心痛、头痛及龋齿疼痛。荜茇配伍肉桂、高良姜、檀香等散寒行气止痛药同用，可治寒凝气滞之胸痹心痛；将荜茇配胡椒研末，填塞龋齿中，可治龋齿疼痛。

【注释】

①气痢：患者会出现频繁排气、腹胀等病症，是痢疾的一种。

②牛乳：牛科动物黄牛或水牛的乳汁。微寒，主补虚羸，止渴，下气。

③荜茇：别名“荜拨”，为胡椒科藤本荜茇的未成熟或成熟果穗，辛、热，归胃、大肠经，用于胃寒呕逆及脘腹冷痛。

治血痢内热方

【古方原文】

海蛤末[1]，蜜水[2]调服二钱[3]，日二。

（《本草纲目》卷四十六）

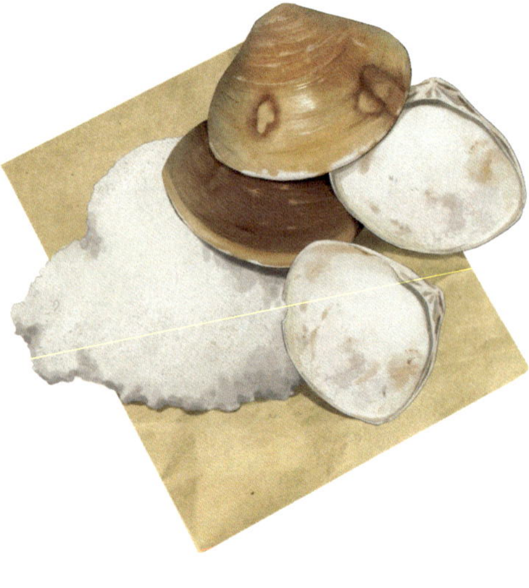

海蛤

解方专家
黄海珍

【古方新读】

海蛤味咸，性微寒，可清肺化痰，软坚散结，利水消肿，制酸止痛，敛疮收湿。《本草纲目》记载：“海蛤清热利湿，化痰饮，消积聚，除血痢，妇人血结胸，伤寒反汗搐搦，中风瘫痪。”因此，从用药可以推出本方治疗的血痢内热为湿热型痢疾。湿热痢症状：腹部疼痛，里急后重，痢下赤白脓血，黏稠如胶冻，腥臭，肛门灼热，小便短赤，舌苔黄腻，脉滑数。与虚寒痢相比，湿热痢腹痛更加明显，有血便，大便有腥臭味。

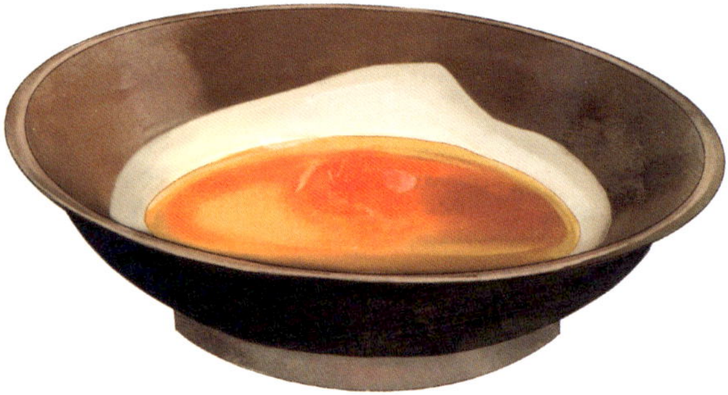

蜂蜜

【古方今用】

现代临床常用内消瘰疬丸治疗淋巴结核、慢性淋巴结炎及甲状腺肿大。

内消瘰疬丸方出自清代医家顾世澄所著《疡医大全》。方药组成：夏枯草 800 克，玄参 500 克，海藻 100 克，浙贝母 100 克，蛤壳（煅）100 克等 17 味药物，上药研为细末，制成糊丸剂型，用时口服，每日 3 次，温开水送下。

内消瘰疬丸气微香，味咸苦，具有软坚散结的功能，适用于治疗瘰疬痰核。

【注释】

①海蛤末：即海蛤壳，将海蛤壳洗净、晒干，碾至极细成粉末状。
②蜜水：即蜂蜜水。
③二钱：中药的计量单位，古今有别。《中国药典临床用药须知》记录：明清以来，我国普遍采用 16 进位制的“市制”计量方法，即 1 市斤 =16 两 =160 钱。自 1979 年 1 月 1 日起，全国中医处方用药计量单位一律采用法定计量单位，按规定进行换算，即 1 钱 =3 克。

治夏秋之交露坐夜久腹内痞如群石在腹中痛者方

【古方原文】

大豆半升，生姜八分。

上以水二升，煎取一升已下，顿服，其坚痞立散。

（《医心方》卷十）

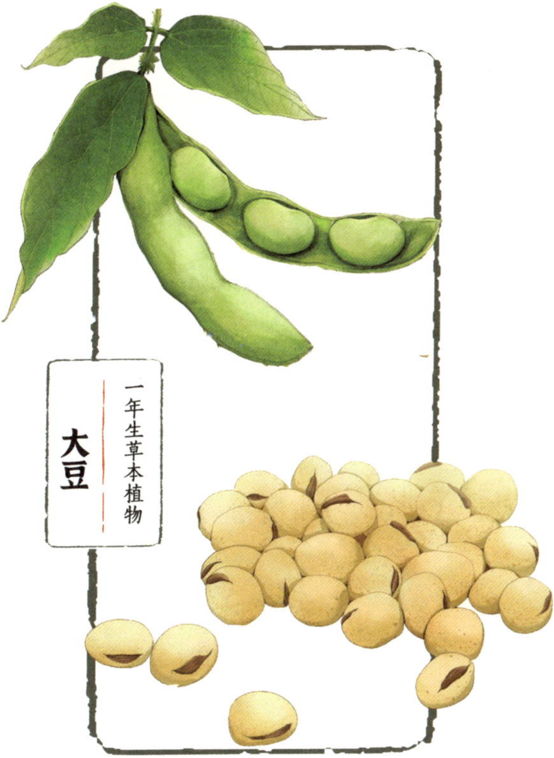
大豆
一年生草本植物

解方专家

黄子亮

【古方新读】

从本方标题可知：夏秋之交，为暑热、秋凉交际之时，此时露坐夜久，人体易受风寒湿邪，与暑热之邪交蒸互结腹中，导致中焦气机不利、升降失常，从而形成痞证，甚或腹痛。《难经·五十六难》载：五脏之积，脾之积名曰“痞气”。

中医理论中脾胃同居中焦，脾主升清，胃主降浊。清升浊降为气机调畅，若为病邪所阻，或为脾胃之虚，均可导致气机升降失常、中焦痞塞不畅而发生痞证、腹痛。而该症为感受外邪导致脾胃升降失常、气机不畅所致。

药方中的大豆又叫黄豆，具有健脾益气养中、清热解毒的功效，可用治暑病。而生姜，则有发汗解表、温中止呕、温肺止咳的作用，可用于风寒感冒、胃寒呕吐、风寒咳嗽等。两药合用则有健脾益气清热、祛风散寒温胃之功效，使脾胃功能健运，气机升降恢复正常，则痞证、腹痛症状消除。因此，用以治疗夏秋之交深夜露坐所致痞证、腹痛效果极佳。

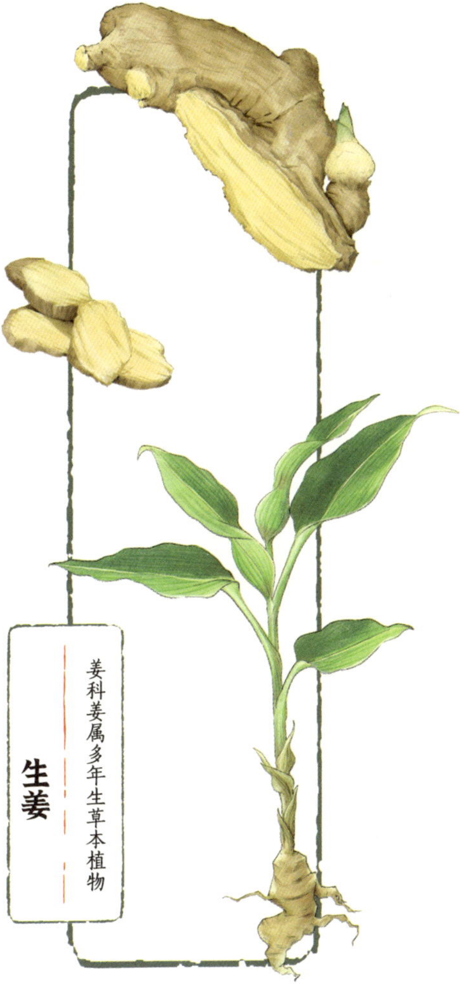

生姜

姜科姜属多年生草本植物

【古方传承】

《名医别录》中记载：大豆一药能“散五藏结积，止腹胀”。《日华子诸家本草》[3]中，大豆能“调中下气”，其本身也含有补脾的作用。而《严氏济生方》中治“五积”的药剂，绝大部分都用生姜汤下。《圆运动的古中医学》中亦提及：“黄豆一把煎服，治一切暑病甚效。黄豆养津养中，能降上焦火气。”治疗热伤风时亦使用黄豆加生姜、食盐治疗，药简效捷。

【古方今用】

现代临床中，治疗外感风寒、内伤湿滞引起的腹胀、腹痛时常使用藿香正气水（散），暑湿证使用新加香薷饮、六一散等方药。但黄豆、生姜本是家用常见的食材，百姓在日常饮食保健中应用较广泛。苦瓜有清热祛暑、除烦热并肠胃湿热的功效，而黄豆营养丰富，有健脾宽中、润燥消水的功效。因此，苦瓜黄豆排骨汤，性味苦寒，可清暑除热、清热解毒。

【注释】

①痞症：《伤寒论》中一类以“心下”胀闷不适，或有硬结或无硬结的症候。

②藿香正气水：出自宋代《太平惠民和剂局方》，由苍术、陈皮、姜厚朴、白芷、茯苓、大腹皮、生半夏、广藿香油、紫苏叶油、甘草浸膏组成，具有解表化湿、理气和中的功效。临床主要用于感冒、呕吐、泄泻、中暑、霍乱、水土不服、皮肤癣、神经性皮炎的治疗。

③《日华子诸家本草》：又名《日华子本草》《大明本草》。唐代本草学家日华子撰，全书十二卷。本书汇总了历代本草著作，约于晚唐五代时期成书。

治腰膝痛不可忍方

【古方原文】

海桐皮[1]二两，牛膝[2]、芎䓖[3]、羌活、地骨皮[4]、五加皮各一两，甘草半两，薏苡仁二两，生地黄十两。

八物净洗焙干细锉，生地黄以芦刀子切，用绵一两都包裹，入无灰酒二斗浸，冬二七日，夏一七日。候熟空心食，早午晚卧时，时（按《本草纲目》“时”字作“饮”）一杯，长令醺醺，合时不用添减，禁毒食。

（《证类本草》卷十三）

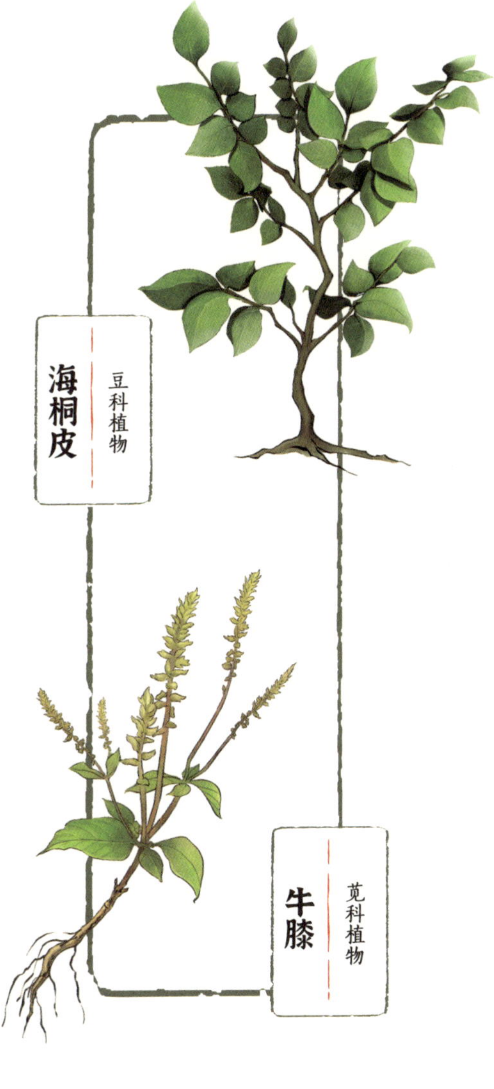
海桐皮
豆科植物
牛膝
苋科植物

解方专家

唐明哲

【古方新读】

本方只讲述主病而未涉及症候，但从药物组成不难推出本方所治的“腰膝痛”为肾虚兼风寒湿痹阻型，也就是突然发作的风湿型腰膝痛。

腰为肾府，肾主骨髓，肾之精气亏虚，则腰膝失养；当风寒湿之邪侵袭腰部、痹阻经络时，因寒性收引、湿性凝滞，故腰膝冷痛。故本方治腰膝痛的原则是治肾兼以祛风寒湿邪。肾气强，邪气除，则腰膝痛自愈。

本方用海桐皮、五加皮、地骨皮以补肾而健腰膝、强筋骨；用羌活通阳以散寒、祛风除湿；牛膝补肝肾，强筋骨，逐瘀通经，并引药下行；川芎活血行气，祛风止痛，上达巅顶，亦有引药上行之效[5]；薏苡仁健脾利尿，脾燥则风湿自去；生地黄养阴而固肾气，并在一定程度上制约羌活、海桐皮、薏苡仁辛温燥散之性；甘草则调和药性，和中健胃。

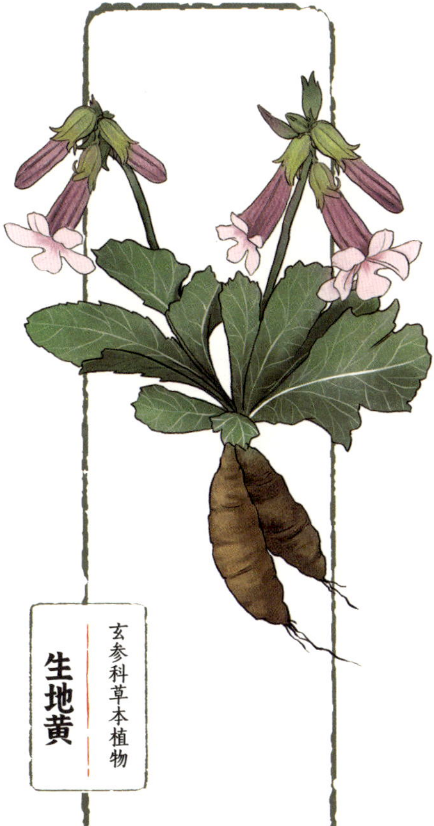

生地黄
玄参科草本植物

【古方传承】

本方对后世影响较大，如北宋时期董汲所著《脚气治法总要》中有“海桐皮散”[6]，主治风湿两腿肿满疼重、百节拘挛痛，该验方就是在《治腰膝痛不可忍方》的基础上变化而来。

【古方今用】

现代中医在治疗寒湿痹阻型腰痛（腰椎间盘突出症、腰肌劳损）时，所使用的药方与“治腰膝痛不可忍方”有异曲同工之妙。

现代常用药方为：海桐皮15克、牛膝20克、杜仲15克、羌活15克、独活15克、枸杞子15克、五加皮10克、炒薏苡仁30克、生地黄20克、姜黄15克、甘草10克、将此药方中的药物配合起来，经过煎煮制成汤液即可。

【注释】

①海桐皮：豆科植物，见《开宝本草》，有镇痛消炎、祛湿活血之效。

②牛膝：别名山苋菜，为苋科植物牛膝的干燥根，可补肝肾、强筋骨。

③芎：又名川芎，为伞形科植物川芎的根茎，见《中华本草》，可活血通络、祛风止痛。

④地骨皮：别名枸杞皮，是枸杞根皮，有滋阴补肾、清热之效。

⑤上达巅顶，亦有引药上行之效：中医认为川芎这味药的功效可以走串，即作用范围比较广。引药上行是指药引子发挥作用。

⑥海桐皮散：海桐皮一两，羚羊角屑、薏苡仁各二两，防风、羌活、筒桂（去皮）、赤茯苓（去皮）、熟地黄各一两，槟榔一两。

治毒风腰脚无力肿痛腹胀心烦气闷上冲咽喉头面浮肿呕逆方

【古方原文】

旋复花头子、白茯苓、橘皮去瓤、桑白皮锉炒黄色各三两，犀角屑一两，紫苏茎二两，豉三合[1]生姜四两切，枣十二枚去核。

上除姜枣外，细锉，都以水八升，煎至三升，搅去滓，分三服，每服如人行十里[2]。

（《脚气治法总要》[3]卷下）

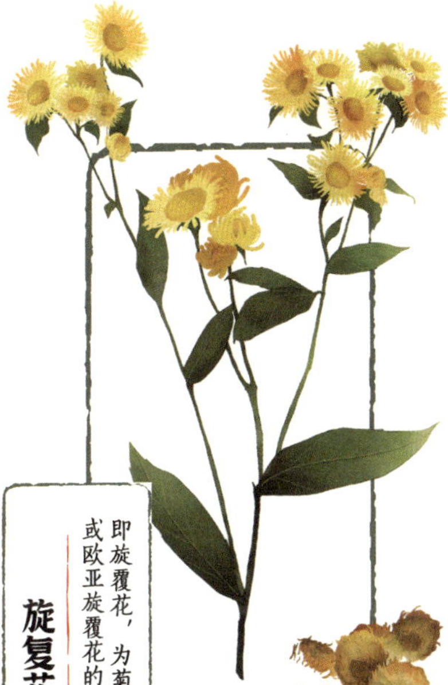

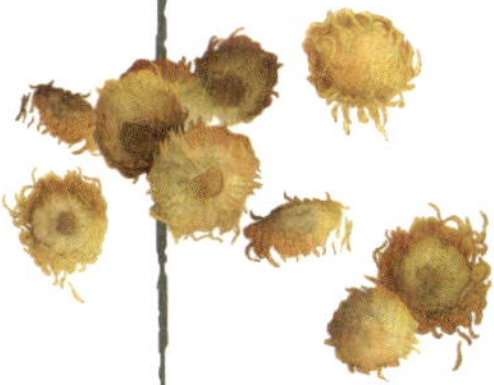

旋复花头子

即旋覆花，为菊科植物旋覆花或欧亚旋覆花的干燥头状花序

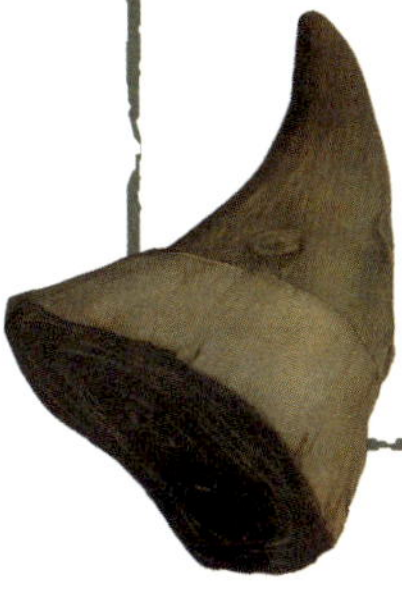

犀角

古代指的是犀牛角。犀角屑，古代将犀牛角镑锉成细屑入药

解方专家

林杰茹

【古方新读】

中医范畴的脚气病有别于西医的脚气疾病，西医所诊断的脚气病为真菌感染足部的皮肤疾病；中医所说“脚气”属于维生素 B 族缺乏引发的全身性疾病。从历史和刘禹锡当时所处地方考证，脚气病主要分布在气候湿润的长江流域和岭南一带，好发于不善劳作的北方南迁人群。因其皮肤疏松易受风寒湿邪所侵，称之为“南方瘴毒脚气病”。

所谓脚气病，唐代孙思邈所著《备急千金要方》中说道“考诸经方，往往有脚弱之论”，“此病发初得先从脚起，因即胫肿，时人号为‘脚气’，深师云‘脚弱者即其义也’”，其多表现为下肢肿痛、麻木，接着是头部、颈部、肋、臂膊、腰、腹等部位不适，与现代关节肿痛、屈伸不利累及循环系统、消化系统，致心悸胸闷、呃逆、呕吐等相似。

毒风致腰脚无力而痛，且脾胃虚弱不能传化，水气渗溢于经络间，浸渍在脏腑内。肺气壅塞痰郁，三焦不泻，经脉闭塞，故腹胀心烦气闷，累及咽喉，水气溢于肌肤而

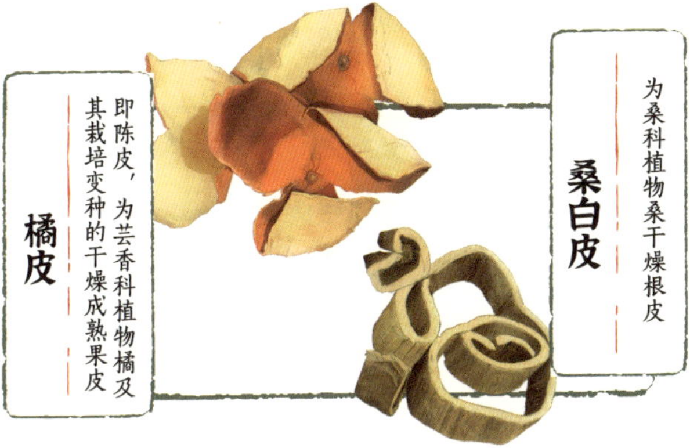
橘皮
即陈皮，为芸香科植物橘及其栽培变种的干燥成熟果皮
桑白皮
为桑科植物桑干燥根皮

肿。治则宜散风毒，宣通理气，化痰利水。

大量运用旋覆花辛散祛风除湿，以其苦味降泄，使用生姜配合，温中止呕；这是运用两种药材含有的丰富挥发油和黄酮类等而发挥疗效。犀角清热、散风毒，调以淡豆豉辛凉解表、除烦消郁，合使祛心火烦闷；橘皮、紫苏茎理气，桑白皮泻肺平喘，利水而消头面部肿，三味药共奏宣通理肺、壅消痰化之功。

现代药理研究发现，陈皮中的橙皮苷、川陈皮素和橘皮素具有显著的抗炎作用。紫苏茎和桑白皮的水煎液成分均能化痰和松弛支气管平滑肌。茯苓味甘，健运脾胃，药性平、淡，能使肾水通畅，助消除腰脚无力肿痛，可全身水运通调。此方恐防理气利水太过致伤元气，则以姜、枣调和理中健胃。

【古方传承】

“脚气”一词早在东汉张仲景的《金匮要略·中风历节病脉证并治五》中就出现过，“乌头汤方，治脚气疼痛不可屈伸”。东晋葛洪《肘后备急方》也有记载：“脚气之病先起岭南，稍来江东，得之无渐，或微觉疼痺，或两胫小满，或行起忽弱，或小腹不仁，或时冷时热，皆其症也。”

隋唐时期医家认为，脚气病是风毒感染而致，它存在于自然界，具有较强的传染性。孙思邈治疗岭南瘴毒型脚气病急性期所用的犀角旋覆花汤、大犀角汤、犀角麻黄汤等均是当时诊疗的重要方剂。因此，推测本方剂应是源于唐代孙思邈的《备急千金要方》。

【古方今用】

随着现代医学技术的发展，疾病预防和治疗水平不断提高，古代中医范畴的脚气病已甚少发生。以旋覆花为药味配伍的方剂有收载于《伤寒论》的旋覆代赭汤，用于治疗伤寒呃逆呕吐、心下痞满。

现代常用的中成药如气管炎丸、京制咳嗽痰喘丸、宁嗽化痰丸等均含有旋覆花，与其配伍的药味主要为桑白皮、杏仁、贝母、桔梗等，主要功效为化痰平喘止咳，用于支气管炎、肺炎等。这些中成药药味较多，药性不同，应经过中医辨证治疗。特殊人群如孕妇、儿童和老年人应在医生或药师的指导下正确选择使用。

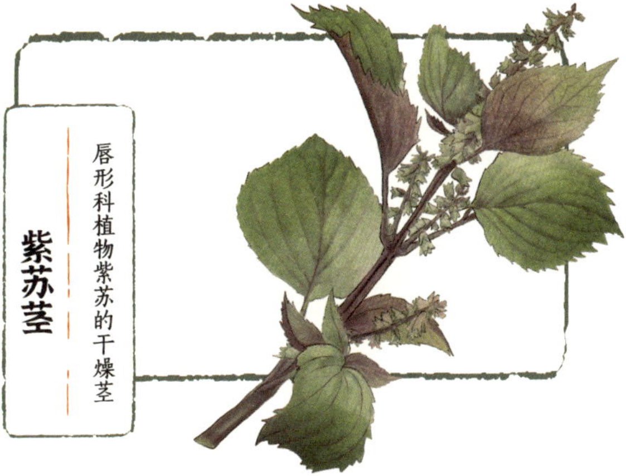

【注释】

①合：音 gě，古代容积计量单位。10 合为 1 升。

②里：长度单位，1 里为 500 米。每服如人行十里，意为大约人行走 5 公里路程所耗费的时间为每次服药的时间间隔。

③《脚气治法总要》：约成书于 11 世纪末，宋代董汲所撰。

疗心痛地黄冷淘方

【古方原文】

贞元十年，通事舍人崔抗女患心痛，垂气绝，遂作地黄冷淘[7]食之，便吐一物，可方一寸以来，如虾蟆状，无目足等，微似有口，盖被此物所食。自此遂愈。冷淘不用著盐。

（《证类本草》卷六）

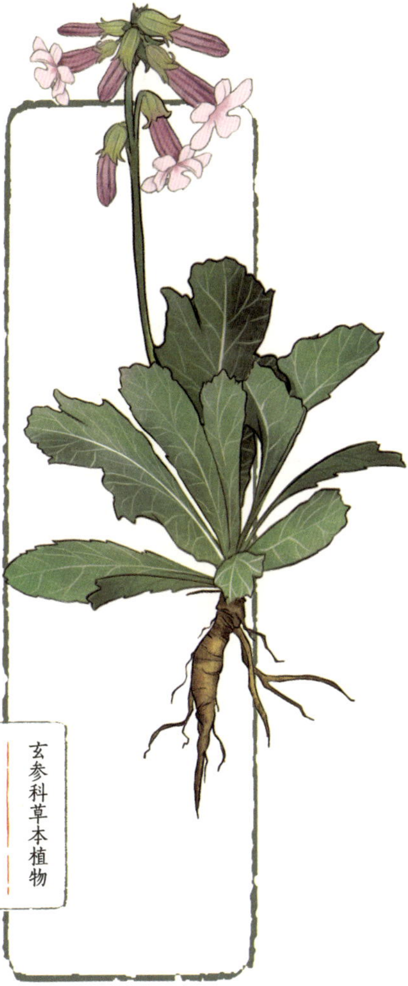

生地黄

玄参科草本植物

解方专家

李娟

【古方新读】

根据方中患者出现心痛、临近呼吸停止的描述，推断患者所患“心痛”应该是心肌梗塞这类当今临床非常凶险的急病。方中地黄作汤剂用，汤者荡也，除寒热积聚者，或寒或热之积聚，汤能荡之也，盖味甘可以缓急，性滑可以去着也。

地黄之功效，味甘益脾，脾血润则运动不滞，气寒益肾，肾气充则开合如式，血和邪解而痹瘳矣。地黄气寒，禀天冬寒之水气，入足少阴肾经；味甘无毒，得地中正之土味，入足太阴脾经。气味重浊，阴也。其除痹者，血和则结者散，阴润则闭者通，皆补脾之功也。

地黄在此方中取其滋润寒凉之效，用其冷淘，滋胃滑肠，最滑大便，火旺土燥者宜之。在伤寒阳明病，腑燥便结，多服地黄浓汁，滋胃滑肠，胜用承气。鲜者尤捷，故百合地黄汤以之泻脏腑瘀浊，其力几同大黄。仲景方中生地，是用鲜者取汁。

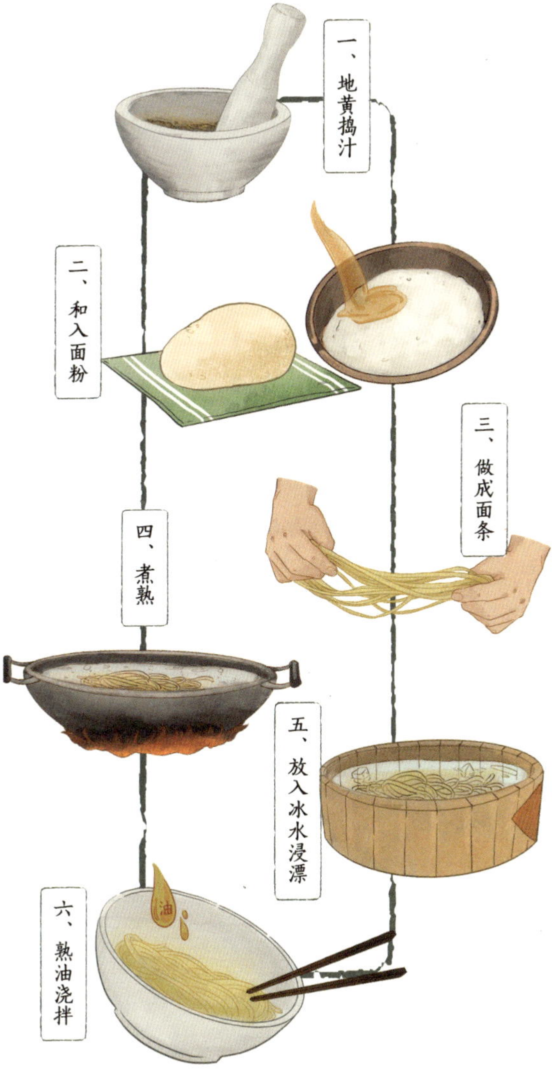
一、地黄捣汁
二、和入面粉
三、做成面条
四、煮熟
五、放入冰水浸漂
六、熟油浇拌
油

【古方传承】

地黄为玄参科地黄属多年生草本植物，因其地下块根为黄白色而得名。在我国一些农村地区，地黄还有一个有趣的别称，叫“小鸡喝酒”，因其叶子是绿色，花是黄红的，像个鸡冠子，且花朵形状低垂，状如喝醉酒的小鸡，故而被称为“小鸡喝酒”。

地黄常生于海拔50—1100米的荒山坡、山脚、墙边、路旁等处，在我国河南、山东、山西、陕西等地均有大量生产，但以“古怀庆府”（今河南的温县、武陟、沁阳、孟州等地）一带的怀庆地黄栽培历史最长，为道地产区，系著名“四大怀药”之一。

地黄在中医药中应用极为广泛，诸多医著里多有提及。如《神农本草经》记载：“干地黄，味甘寒。主折跌绝筋，伤中，逐血痹填骨髓，长肌肉，作汤，除寒热积聚，除痹，生者尤良。久服，轻身不老。”此外，《本草经集注》（陶弘景著）、《雷公炮制药性解》（李中梓著）、《本草经解》（叶天士著）、《长沙药解》（黄元御著）等均对地黄作了不少篇幅的记载。

【古方今用】

方中患者服用地黄冷淘后，吐出一物，推测当为寄生虫。1200余年前的虫类在当今已极少遇到，加之卫生条件已大为改善，人体中寄生虫及卵都少之又少。因此原方所取地黄杀虫之效，现今较少使用。但结合《传信方》，地黄浓汁的滋润寒凉之效，可滋胃滑肠，胜用承气。故平时使用的时候，也可取法此方，用于胃肠阴液不足和腑燥便结者。

地黄今用，大多取其滋补之用，临床多使用熟地黄。地黄在应用临床中极为广泛，常用的如补血的四物汤②及补肾的六味地黄丸③。

【注释】

①冷淘：是指过水面及凉面一类食品，始于唐代的“槐叶冷淘”。方中地黄冷淘制法大致为：采用生地黄捣汁和入面粉，做成细面条，煮熟后放入冰水中浸漂，然后捞起，以熟油浇拌，放入井中或冰窖中冷藏。

②四物汤：出自宋代《太平惠民和剂局方》，由当归、熟地黄、川芎、白芍组成，主要用于补血调经。

③六味地黄丸：由熟地黄、山萸肉、干山药、泽泻、牡丹皮、茯苓等组成，主要功效是滋补肝肾。

羊肝丸

【古方原文】

治诸目疾及障、翳[7]、青盲等。

取黄连末一大两，白羊子肝一具去膜，同于砂盆内研令极细，手拈为丸，如梧桐子，每食以暖水吞二七枚，连作五剂差。但是诸眼目疾及障翳青盲皆主之，禁食猪肉及冷水。

（《肘后备急方》卷六附方）

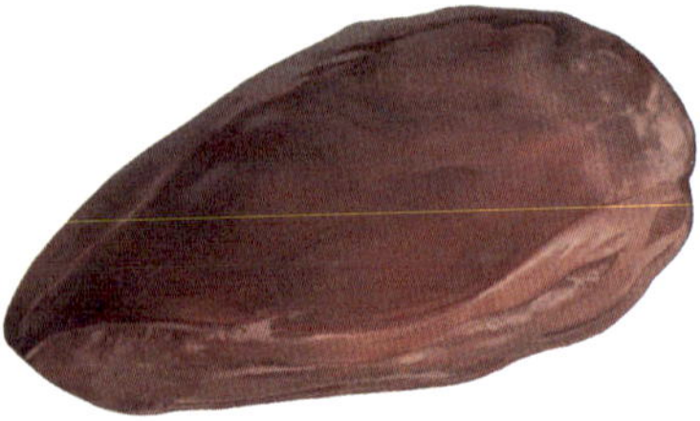

羊肝

解方专家

蔡松穆

【古方新读】

肝开窍于目，因此目疾一般从肝论治。因本方只提及治诸目疾及障、翳、青盲等，没有其他相关症状，从组方中的黄连和羊肝来加以推测，此方应适用于肝气太过、肝火旺时，主要治疗以热证为主的目疾。

一般的治疗方式，除了疏肝理气、清热息风等直接从肝治疗外，也会依照“五行生克”方式治疗。木生火，当木过旺时，引导木去生火，或是将火适度减少，也可以达到清火、降火的效果。肝，五行属木；心，五行属火。另外，据后世本草记载，黄连可入心、脾、胃、肝、胆、大肠经，以黄连清火，可以达到清肝明目的效果。

【古方传承】

黄连和羊肝用于治疗目疾，诸多医籍均有提及。《神农本草经》提及黄连“味苦寒，主热气目痛，眦伤泪出，明目……”《肘后备急方》提及“治目方，用黄连多矣。而羊肝丸尤奇异”。《食物本草》提及羊肝“味苦寒，无毒。主补肝。治肝风虚热，目赤暗痛，热病后失明……”《随息居饮食谱》提及羊肝“甘凉，补肝明目，清虚热，息内风……诸般目疾，并可食之”。

此外，羊肝丸用暖浆水送服，是为了避免因黄连过于苦寒而败胃气。《食物本草》提及浆水“浆，酢[②]也。炊粟米热，投冷水中，浸五六日，味酢，生白花，色类浆，故名”，又说“浆水味甘酸，微温，无毒。主调中引气，宣和强力，通关开胃止渴，霍乱泄痢，消宿食。宜做粥，薄暮啜之，解烦去睡，调理腑脏。煎令酸，止呕秽，白人肤，体如缯帛”。

【古方今用】

动物肝脏中富含大量的维生素 A，摄入动物肝脏可改善视力疲劳，保护眼睛。现在也有类似羊肝丸的处方，但不一定是羊肝，也不一定要加入黄连，因为黄连性寒，属寒凉药范畴，不适合脾胃虚寒的人群。

另外也要注意，摄入动物肝脏也不可过量。比如对于一些患有心脑血管疾病、高血脂的人，动物肝脏中的高胆固醇会对血脂产生影响。且要选取新鲜卫生的动物肝脏，烹饪前一定要清洗干净，烹饪时煮熟炒透，以确保食用安全。

【注释】

①翳：音 yì，本义是“华盖”，即有羽饰的车伞。引申有遮蔽义，还引申指眼球所生、影响视力的膜网。

②酢：多音字，在本文中读作 cù，同“醋”。

治眼风泪痒生翳赤眦方

【古方原文】

眼风泪痒，或生翳，或赤眦，一切皆主之。宣州黄连捣筛末，蕤核仁[7]去皮，碾为膏，缘此性稍湿，末不得故耳。与黄连等分和合，取无蚛病干枣三枚，割头少许，留之，去却核。以二物满填于中，却取所割下枣头，依前合定，以少绵裹之，惟薄绵为佳。以大茶碗量水半碗于银器中，文武火煎取一鸡子以来，以绵滤，待冷点眼，万万不失。前后试验数十人皆应。

（《证类本草》卷十二）

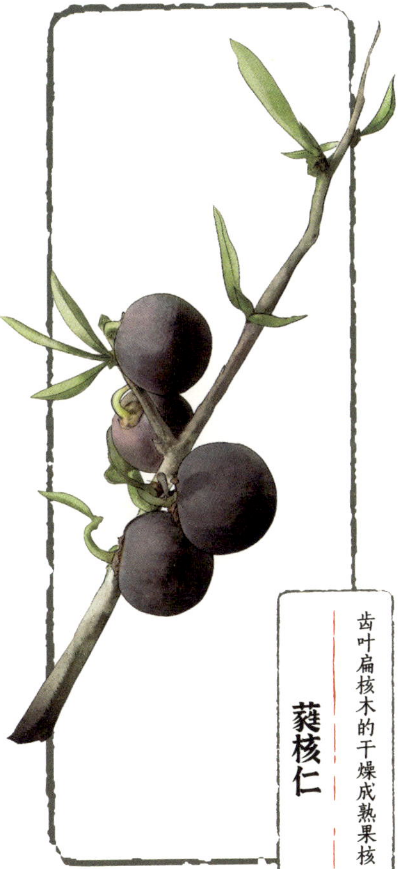

蕤核仁

齿叶扁核木的干燥成熟果核

解方专家

林杰茹

【古方新读】

蕤核仁，味甘，微寒，归肝经。具有疏风散热、养肝明目之效。用于治疗目赤肿痛，睑弦赤烂，目暗羞明。

文中所述眼风泪痒、生翳、赤眦的症状与现代的眼及其附属器感染、白内障等相似，多为细菌或病毒感染引起。该方明确说明蕤仁使用前须经炮制，除去果仁中的油脂，并且碾研成膏备用，可便于贮存，防止其吸湿霉变。同时，刘禹锡也注明黄连要捣成细碎末并过筛，这是外用点眼对药物颗粒的要求。黄连苦寒，内服泻上焦火热疗目赤，其所含小檗碱是抗菌的主要活性成分，对于眼部、胃肠道感染的常见病原细菌有显著的抑制作用。大枣之用是为中和药性，以防黄连、蕤仁寒性太过。

大枣

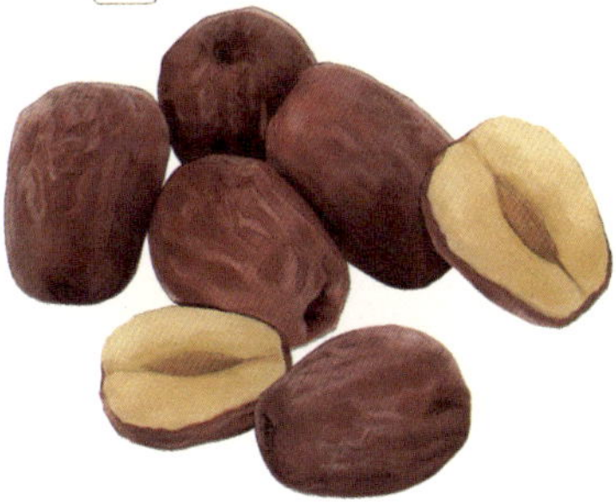

【古方传承】

蕤核始见于《神农本草经》，列为上品，又名“白桵”。《神农本草经》《吴普本草》均提到蕤核有明目的功效。《本草纲目》中解释“白桵，其花实蕤蕤下垂，故谓之‘桵’，后人作‘蕤’”；古代医家陶弘景、苏颂均肯定蕤核为眼科要药；陈藏器还认为，蕤子生治多眠，熟治失眠。蕤仁疗眼疾可追溯至《千金方》中的十子散、补肝丸以及外用点眼治疗肝实热目眦痛如刺的栀子仁煎等。

蕤核仁为果仁，油脂丰富，纤维含量高，直接外用刺激性大，难以吸收且容易变质。故古代外用点眼前须进行炮制去油并研粉或制膏，其炮制方法均参考《雷公炮炙论》②：“用芒硝、木通草二味，和蕤仁同水煮一伏时后沥出，去诸般药取蕤仁，研成膏，任加减入药中使。”

现代药理研究显示，蕤仁富油性，并含黄酮类化合物、纤维素等，其中山奈酚成分具有抗炎等功效，与黄连合用，共奏“疗眼疾”之效。油脂中不饱和脂肪酸比例高，对于心脑血管疾病多有益处，因此李时珍注“久服，轻身益气不饥”。此外，蕤仁还含大量维生素 B1、维生素 B2、胡萝卜素、叶酸等，对于调节人体神经系统具有重要作用。

【古方今用】

现代医学对于眼疾外用治疗的药物要求较高，蕤仁所含油脂较高不易纯化，故多与其他饮片配合共同用于内服，例如八宝拨云散、障眼明片（胶囊）等，均为清热退翳明目的中成药。现代常用外用中成药中，利用黄连抗菌消炎作用的有麝珠明目滴眼液、障翳散等。建议购买或使用这些中成药前应先咨询中医师或药师，尤其孕妇、儿童应在医师或药师指导下正确地选择药物进行治疗。

【注释】

①蕤核仁：又名“蕤仁”，是蔷薇科植物蕤核或齿叶扁核木的干燥成熟果核。

②《雷公炮炙论》：为南朝宋时药学家雷敩所撰中药炮制著作。原书载有中药 300 种，描述了药材的外观形状以及易混淆品种的鉴别要点，是中国最早的制药专著。

治喉痹方

【古方原文】

治喉痹用皂荚矾，入好米醋，同研含之，咽汁立瘥。此方出于李谟，甚奇妙，皂荚矾[7]即绿矾也。

（《本草纲目》卷十一）

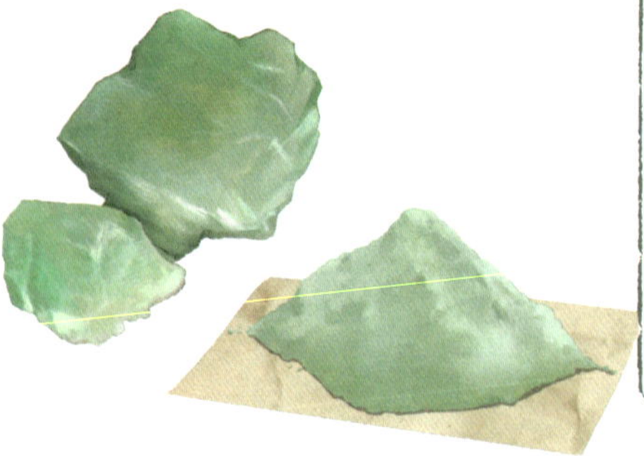

解方专家

林杰茹

【古方新读】

《本草纲目》中提到“绿矾可以染皂色，故谓之‘皂矾’。煅赤者俗名‘矾红’，以别朱红”。古代绿矾经过制作处理后可用作染色，皂者色黑也，因此又叫“皂矾”。

中医所指喉痹是指以咽喉疼痛、妨碍吞咽为主要症状的急慢性咽喉部疾病。唐代以前治疗喉痹的方法有针灸和内治两类。其中内治法主要归结于天气炎热或湿热时，热邪郁结或痰湿邪粘滞而致喉痹，当“治以苦热，佐以酸淡”。

该方中注明绿矾入药时与米醋搭配，共同研磨，服用研磨后汁液治疗喉痹效果立见，取其凉以清热解毒，燥湿而祛痰邪。该方绿矾与米醋共研，不但可以促进有效成分溶解于米醋中，还可以减少不溶于米醋的镁、锰、钙等杂质，并且可以减少服用时对咽喉、胃部造成的不适。

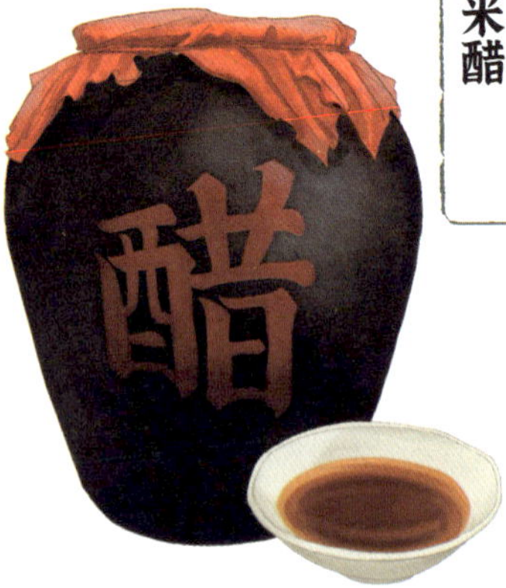

米醋

用白米经发酵酿造而成

【古方传承】

据《本草纲目》记载，绿矾名称始于《日华子诸家本草》，其味酸，性凉，无毒，归肝、脾经。解毒燥湿，杀虫补血。用于黄肿胀满，疳积久痢，肠风便血，血虚萎黄，湿疮疥癣，喉痹口疮。

古代在天然洞穴中开采而得的绿矾，主要含水硫酸亚铁，因未风化含结晶水，颜色翠绿如琉璃。绿矾经过高温600℃以上煅烧炮制处理，析出结晶水，同时在空气中氧化成红色的氢氧化铁，继续煅烧则会成为红棕色的粉末，古代称之为“绛矾”，实际上为氧化铁。

使用绿矾治疗疳积、除黄肿胀满等最早可见于东汉医家张仲景所著《伤寒杂病论》。《本草纲目》记载：“盖此矾色绿味酸，烧之则赤，既能入血分伐木，又能燥湿化涎，利小便，消食积。”刘禹锡《传信方》中治喉痹的方剂得自其友人李谟，是经过实践证实有效的验方。

【古方今用】

现代含有绿矾的中成药有朝阳胶囊、益中生血胶囊、桃芪生血胶囊、绿茸益血胶囊等，主要应用于西医学上诊断的缺铁性贫血，兼中医学诊断上的脾肾两虚、气血不足等症。

此外，还有常常用于治疗白细胞减少症、血小板减少症、骨髓增生异常综合征及放疗和化疗引起的骨髓损伤、白细胞减少等属肾阳不足、气血两虚证者的复方皂矾丸。其中，用于健脾、益肾、补血的绿茸益血胶囊，以苍术、六神曲健脾，绿矾（煅制）消积除疳，龟甲（醋制）入心、肝、肾经，滋阴潜阳，配以鹿茸益肾阳补血。

现代研究表明，未经煅制或加醋煅淬的绿矾因酸涩性强、硫酸亚铁含量高对胃刺激性大，不宜内服使用。《中华人民共和国药典》规定：绿矾经过明煅法煅至红透才可入药。因绿矾中主要成分为含水硫酸亚铁，煅制后失去了结晶水并氧化成氢氧化铁，质地疏松，研制成粉更能促进人体吸收，临床上须与其他药味搭配使用。

现代常用于患缺铁性贫血，且症见眩晕、耳鸣、失眠健忘、食欲不振等成人患者。若长期服用含有绿矾（煅制）中成药，建议每月定期监测血清铁蛋白含量，以防体内铁过量。

【注释】

①皂荚矾：又名皂矾、青矾、绿矾，为硫酸盐类矿物水绿矾族水绿矾的矿石。为浅绿色晶体，主要含水硫酸亚铁，适量外用，孕妇慎用。

治女子月经不绝来时无方

【古方原文】

取案纸（楮皮纸）三十张，烧灰，以清酒半升和调服之，顿定。如冬月即暖酒服。蓐中血晕服之立验，已毙者，去板齿灌之，经一日亦活。

（《证类本草》卷十二）

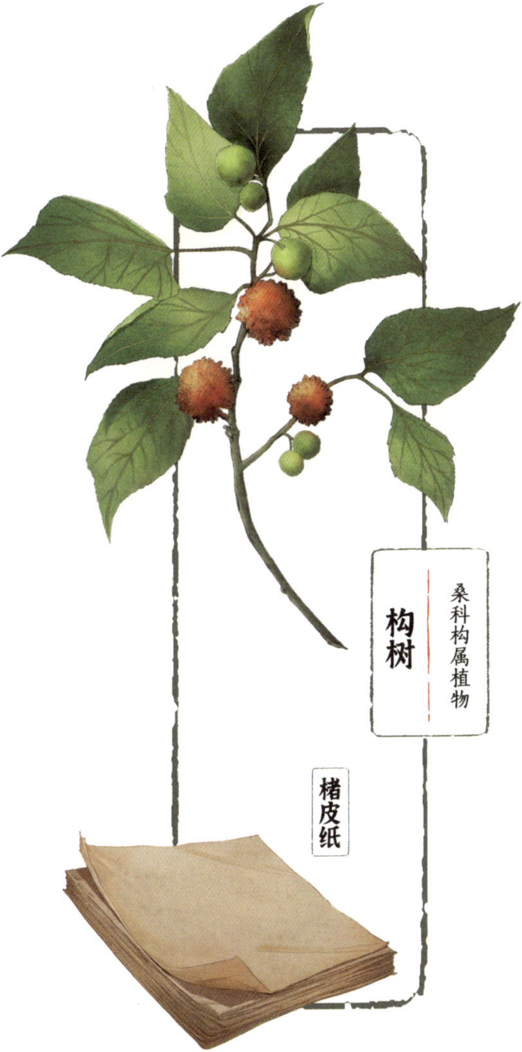
构树
桑科构属植物
楮皮纸

解方专家

岳红梅

【古方新读】

女子月经不绝属中医“崩漏”的范畴，是月经的周期、经期、经量发生严重失常的病症，其发病急骤、暴下如注、大量出血者为“崩”；病势缓、出血量少、淋漓不绝者为“漏”。可发生在月经初潮后至绝经期间的任何年龄，足以影响生育，严重影响身体健康，属妇科常见病，也是疑难急重病证。

上述药方提及的楮皮纸历史悠久，如今已被列入国家级非物质文化遗产，原料是楮树的韧皮纤维，楮树皮含有非常适于造纸的木本韧皮纤维。楮树皮味甘，性平，无毒，具有行水、止血的功效。在中医五行中，烧灰颜色是黑的，血的颜色是红色，五行色中，二者相克，黑克红，故楮皮纸烧成灰，止血效果更佳，这便是烧灰止血原理。

烧灰与中药炮制中的炒炭有异曲同工之妙，很多中药经过炒炭炮制，就有了止血的功效，如姜炭、血余炭、地榆炭、大黄炭、荆芥炭、栀子炭等，都是止血良药。楮皮纸如今并不易得，临床上荆芥炭、栀子炭使用较多。

自古以来，就有“酒为百药之长”的说法，酒有上升和发散的特性，可以通血脉、散瘀血、行药势、御寒气，该方中巧妙使用清酒半升和调服之，冬月即暖酒服，可以起到止血不留瘀的作用。“已毙者，去板齿灌之”，意即打开晕去患者的门牙灌入药剂。所以该方以酒调服之，能有效治疗“月经不绝来时无”，一敛一散，使月经逐渐恢复正常。

【古方传承】

楮皮纸烧灰止血在《圣济总录》卷一五三中亦有记载，配伍杉木节（烧灰存性），可治疗血伤兼带下不止。《世医得效方》[①]有“治血痢血崩：楮树皮、荆芥等分，为末，冷醋调服一钱”的记载。明代李时珍认为“烧灰诸黑药皆能止血”。

唐代孙思邈《千金方》中用烧乱发、槐角治崩中、漏下、赤白不止等。清代汪昂《本草备要》[②]言：“凡血药用山栀、干姜、地榆、棕榈、五灵脂等，皆应炒黑者，以黑胜红也。”元代葛可久在《十药神书》[③]中最早提出了“大抵血热则行，血冷则凝，血见黑则止”的理论，并创“十灰散”治疗吐血、咯血、嗽血、衄血等各种血证。

此后在“血见黑则止”及“炭药止血”理论的指导下，大凡止血药物多以制炭入药。比如明代王肯堂《证治准绳》[4]治便血、尿血用“诃子炭”，近代名医邓铁涛治疗崩漏使用“一味血余炭”等。

【古方今用】

现代药理研究表明，多数药物炒炭后微量元素呈下降趋势，鞣质含量多呈上升趋势，而鞣质在医疗上常作为收敛剂，具有收敛止血、止泻等作用。

例如，荆芥主含挥发油，炒炭后挥发油散失，生成的碳元素可以止血，内服能使实验动物的出、凝血时间缩短；大黄炒炭存性后，结合性大黄酸绝大部分被破坏，而大黄酚及大黄素–6–甲醚的含量增高，故有止血之功。

另据报道，药物炒炭后其理化性质产生了变化，可缓和部分刺激性药物的药性。例如艾叶炒炭后辛散之性大减，能缓和艾叶对胃的刺激性，增强温经止血等作用。

【注释】

①《世医得效方》：元代危亦林编撰。以“依按古方，参以家传”的编辑方法撰称，故名。

②《本草备要》：清代汪昂撰，刊于康熙三十年（1694 年）。

③《十药神书》：元代葛可久撰，刊于至正八年（1348 年）。

④《证治准绳》：古代中国汉医学丛书，明代王肯堂撰。

疗瘿方

【古方原文】

孙思邈《千金月令》疗忽生瘿疾一二年者，以万州黄药子半斤，须紧重者为上。如轻虚，即是他州者，力慢，须用一倍。取无灰酒一斗，投药其中，固济瓶口，以塘火烧一复时，停腾待酒冷即开。患者时时饮一盏，不令绝酒气，经三五日后，常须把镜自照，觉销即停饮，不尔便令人项细也。

刘禹锡《传信方》亦著其效。云：得之邕州从事张岊，岊目击有效。复己试，其验如神。其方并同，有小异处，惟烧酒候香气出外，瓶头有津出即止，不待一宿，火仍不得太猛，酒有灰。

（《证类本草》卷十四）

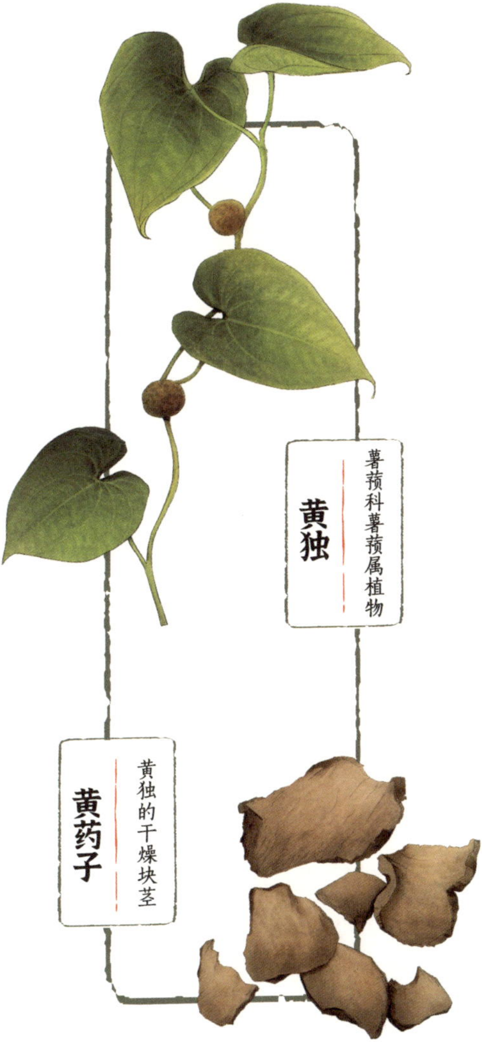
黄独
薯蓣科薯蓣属植物
黄药子
黄独的干燥块茎

解方专家

李娟

【古方新读】

此方所指的瘿疾应是现代医学上诊断的甲状腺问题。黄药子用于瘿疾，有散结消瘿之功。单用即效，如《斗门方》治项下气瘿，单用黄药子浸酒服，又如《串雅内编》的复方黄药子酒[1]。该药方治瘿疾于现代仍然有效，可以与海藻、牡蛎等配伍同用，疗效更显著，如消瘿汤[2]。

酒，味辛苦芳香，性大热，具有通血脉、去恶气、温五脏、润肌肤的功能。酒是中药炮制的重要辅料，也是良好的有机溶剂。《本草拾遗》指出，酒可“厚肠胃，润皮肤，除湿气”；李时珍在《本草纲目》中提及：“酒，天之美禄也。面曲之酒，少饮则和血行气，壮神御寒，消愁遣兴；痛饮则伤神耗血，损胃亡精，生疾动火……”黄药子经酒制以后，增加了药物的功效，使吸收增加，疗效增强。但酒不能痛饮，更不可以用来逍遥作乐。

另外，值得注意的是，古代对瘿病认识不足，单方未必对所有的瘿病均有效。

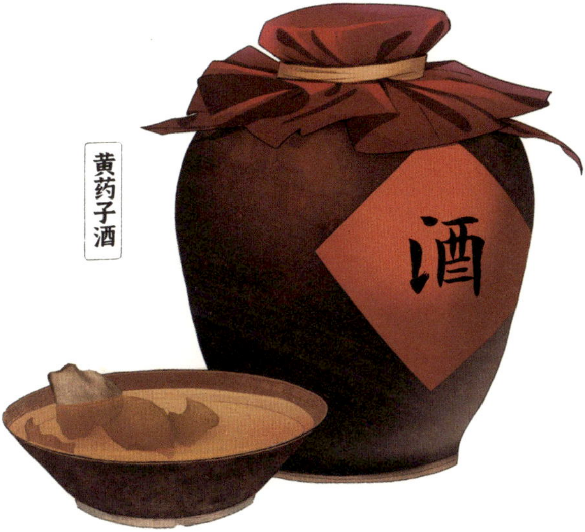

【古方传承】

黄药子，性味苦寒，归肺、肝经，有散结消瘿、清热解毒、凉血止血的功效。

黄药子在很多医学著作中出现过。如《本草图经》："黄药根，峡州郡及明、越、秦、陇州山中亦有之，以忠、万州者为胜。十月采根"；《本草纲目》："黄药子，其根长者尺许，大者围二三寸，外褐内黄，亦有黄赤色者，肉色颇似羊蹄根，药实根即药子”；《本草原始》：“黄药皮黑色，多须，每长须处有白眼”；《开宝本草》：“黄药根，藤生，高三四尺，根及茎似小桑。生岭南。”

黄药子应用范围广泛，一、用于瘿疾，有散结消瘿之功；二、用于疮疡肿毒、咽喉肿痛及毒蛇咬伤，单用即可见效；三、用于血热引起的吐血、衄血、咯血等病症。但本品多服、久服可引起消化道反应（如呕吐、腹泻、腹痛），并对肝功能有一定损害，故凡脾胃虚弱和有肝脏疾患的病人慎用。

【古方今用】

现代医学对甲状腺肿的机理有深入研究，甲状腺肿可分为单纯性甲状腺肿和甲状腺功能亢进症两类。单纯性甲状腺肿又可分为弥漫性甲状腺肿和结节性甲状腺肿。甲状腺功能亢进症又称毒性甲状腺肿、毒性弥漫性甲状腺肿、原发性甲状腺功能亢进症、毒性多结节甲状腺肿、高功能性甲状腺腺瘤。病因主要是甲状腺素缺乏引发自身免疫及炎症反应。

现代治疗甲状腺肿的方法主要有药物和手术两种。对于甲状腺功能正常的非毒性甲状腺肿，大多不需要特殊治疗。对于甲状腺功能异常的毒性甲状腺肿患者，则需要使用药物治疗控制甲状腺素。如药物治疗无效，或甲状腺压迫症状严重，或有恶变倾向，便需要手术治疗。因此，须在完善甲状腺彩超及甲功等检查，排除危险因素后再使用本方。

【注释】

①复方黄药子酒：主要成分为黄药子、海藻、浙贝母，此酒有软坚散结、消瘿解毒、化痰散结的功效。

②消瘿汤：是一剂中药方剂，由黄药子、海藻、牡蛎等组成，主要用于瘿瘤、病疽、便毒、恶疮、久漏不愈者。

治湿癣方

【古方原文】

余少年曾患癣，初在颈项间，后延上左耳，遂成湿疮。用斑猫[①]、狗胆[②]、桃根等诸药，徒令蜇蠚，其疮转盛。偶于楚州，卖药人教用卢会[③]一两研，炙甘草[④]半两末，相和令匀，先以温浆水洗癣，乃用旧干帛子拭干，便以二味合和傅之，立干便差，神效。

（《证类本草》卷九）

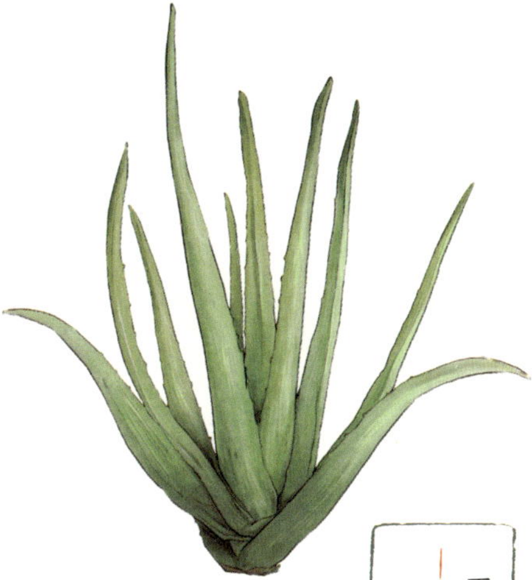

芦荟

百合科植物

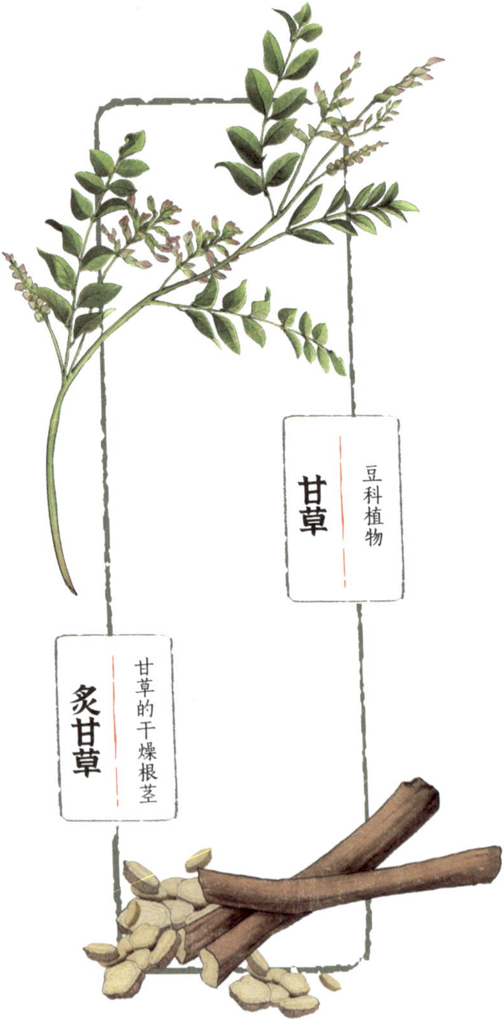
甘草
豆科植物
炙甘草
甘草的干燥根茎

解方专家
唐明哲

【古方新读】

书中“湿癣”相当于现代医学上的急性湿疹、皮炎之类，其病机多为风湿热邪侵入肌肤而成。从药方中提及的诸如皮肤潮红、糜烂、瘙痒不止、搔破滋水淋漓、浸淫面不断扩大、皮内似虫行等症状，可推出本方所治的湿癣属湿热型。

古人认为，“癣内实有虫也”。隋朝巢元方所著《诸病源候论》卷三十五，称癣系“由风湿邪气客于腠理，复值寒湿与血气相搏，则气血否涩发此疾”。所以古人治癣的处方中，多用有杀虫、除湿等功效的药物来施治。

芦荟、炙甘草有清热、解毒、杀虫之功效。李时珍所著《本草纲目》记载，“芦荟乃厥阴经药也，其功专于杀虫清热”；甘草解毒之功甚著，经火炙后，气味甘温，又可除湿，故“芦荟甘草治癣方”能使湿癣“出黄汁”⑤而获治愈的功效。本方用药简单，使用方便合宜，且有疗效，是体现中医“简、便、廉、效”⑥的典型方剂。

【古方今用】

芦荟：中医皮外科泰斗、中医皮外科创始人和奠基人赵炳南在出门诊的时候，桌子上经常摆着一盆芦荟，有患者需要的时候，就直接掰下来一小块，搭配止痒药粉给患者治疗皮肤病。北京中医医院皮肤科孙丽蕴医生，常用芦荟直接蘸取黄连粉，来治疗湿疹所引起的瘙痒。

甘草：《中医皮肤病学简编》有一方“甘草水”，用于治疗急性湿疹、湿润糜烂、流水淋漓。其组成为甘草（切碎）40 克。用法：取 5 至 6 层重叠纱布，浸于 2% 甘草水溶液，外敷患处，每 1—2 小时换用湿敷 1 次。

甘草煎水外洗可治皮肤过敏。民间验方：凡因接触某种化学物质（药物、油漆、野草等）而引起全身瘙痒，并有大小不等的丘疹，抓后剧痒，甚至皮肤红肿、渗液，皆可采用甘草适量，加水煎煮后，过滤去渣，外洗患处，一般用药一次即愈。此方经济实用，疗效确切。

【注释】

①斑猫：即斑蝥，该品为芫菁科昆虫南方大斑蝥或黄黑小斑蝥的干燥体。该药性温，味辛，有攻毒蚀疮逐瘀散结之功。

②狗胆：犬科动物狗的胆囊，中药。性寒，味苦，有清肝明目、止血活血的功效，外用可治疮疡疥癣。

③卢会：即芦荟，为百合目百合科植物，有清热解毒、杀虫之效。

④炙甘草：系豆科植物，是用蜜烘制的甘草。该药性温，味甘，可清热解毒。

⑤出黄汁：很多皮肤疾病，如湿疹病理表现为皮肤内水肿和皮肤表皮间水肿，这种水肿会造成细胞内含大量水分。各种原因导致皮肤破损以后，水分就会以渗出的形式表现出来。合并细菌感染以后，细菌的分解代谢产物就会变成脓液（黄水）。所以患者患皮肤疾病时，如果合并皮肤感染，就会流黄汁。

⑥简、便、廉、效：是中医传统特点。简：用药简单，药味少；便：所用药物方便易得；廉：价格便宜；效：指有疗效。

乱发鸡子膏

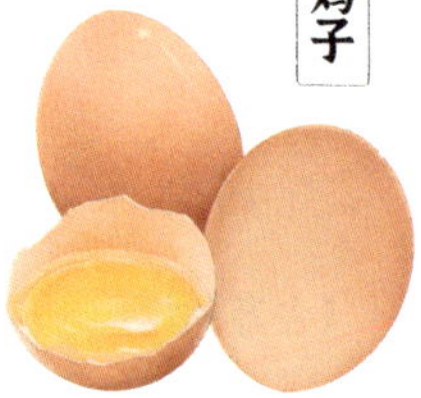

【古方原文】

主孩子热疮。

鸡子[7]五枚去白取黄，乱发[2]如鸡子许大，二味相和，于铁铫[3]子中炭火熬，初甚干，少顷即发焦，遂有液出。旋取置一瓷碗中，以液尽为度，取涂热疮上，即以苦参[4]末粉之。

顷在武陵生子，蓐内便有热疮，发于臀腿间，初涂以诸药及他药无益，日加剧。蔓延半身，状候至重，昼夜啼号，不乳不睡。因阅本草至发髲，《本经》云：合鸡子黄煎之消为水，疗小儿惊热下痢。注云：俗中妪母为小儿作鸡子煎，用发杂熬，良久得汁，与小儿服，去痰热，主百病，用发皆取久梳头乱者。又检鸡子，《本经》云：疗火疮，因是用之，果如神立效。

（《证类本草》卷十九）

解方专家

周国彦

【古方新读】

热疮是指发热或高热过程中发生的一种急性疱疹性皮肤病。宋代《圣济总录》云："热疮本于热盛，风气因而乘之，故特谓之'热疮'。"本病多为外感风热邪毒，客于肺、胃二经，蕴蒸皮肤而生；或因肝胆湿热下注，阻于阴部而成；或由反复发作，热邪伤津，阴虚内热所致。热疮以好发于皮肤黏膜交界处的成群小疱为临床特征，多在一周后痊愈，但易于复发。男女老幼均可发病，尤以成

乱发

现代使用中药饮片血余炭

年人为多，相当于西医上的单纯疱疹。发热、受凉、日晒、月经来潮、妊娠、肠胃功能障碍等常能诱发本病。

鸡子，益气补血。鸡子卵白为阳，黄为阴，去白取黄，即鸡子黄。其味甘，性温，入心、肾、脾经，滋阴润燥，养血熄风。《长沙药解》中记载："鸡子黄温润淳浓，体备土德，滋脾胃之精液，泽中脘之枯槁，降浊阴而止呕吐，升清阳而断泄利，补中之良药也。煎油治小儿湿热诸疮，甚效。"

乱发，又名血余、人退，其味苦，性温，主五癃[5]、关格不通，利小便水道。乱发合鸡子黄煎之消为水，鸡子黄滋阴润燥，是治小儿虚热的妙品。血余则变峻逐[6]为宣鬯[7]，二者配伍使原本峻猛的药效缓和，积热有出处而得以解，以此法涂热疮，小儿及产妇皆适宜。因此，本方中新生儿热疮用此药，效果立竿见影。

【古方传承】

明代李梴编撰的中医全书《医学入门》记载，鸡子煎能"治久泻、久痢及小儿疳泻不止"。宋代《圣济总录》中亦有提及，"鸡子两枚（取黄）。上炒取油，入腻粉少许搅匀。汤火及热油伤成疮"。

【古方今用】

中国中医学自古以来就有“药食同源”理论。这一理论认为，许多食物既是食物也是药物，食物和药物一样同样能够防治疾病。鸡蛋不仅是营养丰富的食品，还可以作为一味良药来治疗多种疾病。

《中药大辞典》中有不少鸡蛋的现代用法，如将鸡蛋煮熟，去壳取蛋黄，置铜锅内以文火加热，待水分蒸发后再用大火，熬出蛋黄油。蛋黄油外涂可治疗烧伤、皮肤湿疹、静脉曲张性溃疡等；而蛋黄油内服可治疗小儿消化不良。

【注释】

①鸡子：又名鸡卵、鸡蛋。

②乱发：又名血余、人退，是指用梳子梳头掉落的头发。现代一般使用中药饮片血余炭。

③铁铫：古时使用的一种炊具。

④苦参：为豆科植物苦参的干燥根，有清热燥湿、杀虫、利尿之效。

⑤五癃：病名，五种泌尿系疾病之总称。出自《武威汉代医简》：“治诸癃，石癃出石，血癃出血，膏癃出膏，泔癃出泔，此五癃皆同药治之……病即愈，石即出。”

⑥峻逐：药力峻猛，利水力强。

⑦宣鬯：宣畅。鬯，通“畅”。

治打扑损方

【古方原文】

取葱新折者，便入塘灰[7]火煨，承热剥皮擘开，其间有涕，便将罨损处，仍多煨取，续续易热者。

崔给事云：顷在泽潞，与李抱真作判官。李相方以毬杖按毬子，其军将以杖相格，便乘势不能止，因伤李相拇指并爪甲擘裂，遂索金创药裹之，强坐频索酒吃，至数盏，已过量，而面色愈青，忍痛不止。有军吏言此方，遂用之，三易面色却赤。斯须云：已不痛。凡十数度，用热葱并涕缠裹其指，遂毕席笑语。

（《证类本草》卷二十八）

解方专家
蔡松穆

【古方新读】

《食物本草》提及葱茎“味辛，平，无毒”“通关节”“除风湿，身痛麻痹”；而葱叶则“煨研，敷金疮水入皲肿”；葱汁“味辛，温，滑，无毒”“散淤血”“止衄止痛”。

《随息居饮食谱》提及葱“辛甘平，利肺通阳，散痈肿”，可“理跌扑金疮”，“并治跌打杖伤，金疮挫朒，流注走痛，筋骨痹疼，脑破血流”。

可知葱具有散瘀止痛消肿等效果。此方主要是把葱进行熏烤，然后在跌打损伤未破口处进行热敷，方法简单，疗效明显。

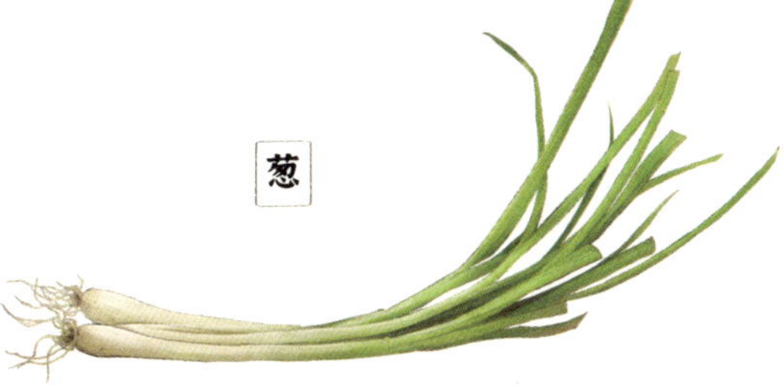

葱

【古方传承】

《食物本草》“葱”条目下附药方，除刘禹锡《传信方》，还有一则近似用法及相关医案。摘录如下：“张氏经验方：金疮折伤血出，用葱白连叶煨热，捣烂敷之，冷即再易。石城尉戴尧臣试马损大指，血出淋漓。余用此方再易而痛止，翌日洗面，不见痕迹。宋推官、鲍县伊皆得此方，每有杀伤，气未绝者，亟用之，活人甚众。”可见此方到了后世依然有所传承使用，亦可证明此法的确有效。

现在也有很多用葱治疗感冒的名方，比如“葱豉汤”[②]，对于风寒感冒有一定的效果。但需要注意的是，气虚汗多的人不可单独食用葱，葱也不可和蜜一起食用。

【注释】

①煻灰：灰中的火简称“煻”，煻灰是带火的灰。

②葱豉汤：最早见于东晋葛洪所著《肘后备急方》，用葱白一虎口，豉一升，以水三升，煮取一升。

参考文献

1. 卞敏、卞宁：《刘禹锡》，江苏人民出版社，2013 年 1 月。

2. 曹春生：《连州刺史刘禹锡》，岭南美术出版社，2011 年 11 月。

3. 曹春生：《刘禹锡连州诗歌注释》，现代出版社，2015 年 10 月。

4. 戴伟华主编：《刘禹锡研究》（第一辑），暨南大学出版社，2017 年 5 月。

5. 邓婷：《试论刘禹锡的涉医诗》，《南京中医药大学学报》（社会科学版）2021 年第 1 期。

6. 丁守卫：《刘禹锡：唱著君王自作词》，中国文史出版社，2021 年 1 月。

7. 冯汉镛：《传信方集释》，上海科学技术出版社，1959 年 8 月。

8. 郭丽：《刘禹锡厅壁记研究》，《齐齐哈尔师范高等专科学校学报》2021 年第 2 期。

9. 黄世康：《刘禹锡笔下的诗意瑶山及民族学价值》，《岭南文史》2017 年第 2 期。

10. 兰翠:《论刘禹锡诗歌对贬谪地异族文化的书写》,《东方论坛》2021 年第 1 期。

11. 李默:《瑶族历史探究》,社会科学文献出版社,2015 年 12 月。

12. 李庆新:《唐代广州贸易与岭南经济社会变迁(三)》,《中国经济史论坛》2010 年 10 月 23 日。

13. 刘春:《刘禹锡传》,天津人民出版社,2018 年 6 月。

14. 刘春霞:《刘禹锡医学思想探析》,《2006 年上海市科学技术史学术年会论文集》,2006 年。

15. 刘春霞:《从诗歌地理书写看刘禹锡谪官朗、连两州心态之异同》,《临沂大学学报》2022 年第 3 期。

16. 孙俪:《刘禹锡诗全集》,崇文书局,2018 年 4 月。

17. 肖瑞峰:《刘禹锡诗研究》,浙江大学出版社,2016 年 8 月。

18. 张由琼、张迪:《连州千年古道连接海陆丝绸之路 见证昔日繁华光景》,《南方日报》2016 年 10 月 20 日。

《刘禹锡与〈传信方〉》主创人员

主　编　张俊华

副主编　陈　戈　黄学佳　张锦标

主　笔　刘秋宜　陈国飞　黄剑琴　邓文燕　陈之瑜

绘　图　张铭然